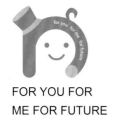

FOR YOU FOR
ME FOR FUTURE

U0289017

浙江省基础公益研究计划项目（No. LGF19H310004）；国家科技部
"重大新药创制"科技重大专项基金（No. 017ZX09304029-001-001-004）

临床研究协调员
实务问答手册

主　编　倪韶青

副主编　王晓玲　陈炯靓

编　委　（按照姓氏笔画排名）

王　飞　王　瑞　叶　青　寿心怡　扶琦博

李春梅　李　琦　吴小花　吴纪恒　张正付

张淑洁　陆丹丹　陈　雯　陈华芳　陈炯靓

竺智伟　胡思佳　倪韶青　曹　晔　梁贵柏

彭诗荣　漆林艳

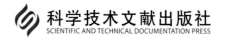

科学技术文献出版社

SCIENTIFIC AND TECHNICAL DOCUMENTATION PRESS

·北京·

图书在版编目（CIP）数据

临床研究协调员实务问答手册 / 倪韶青主编. —北京：科学技术文献出版社，2022.6

ISBN 978-7-5189-8604-0

Ⅰ.①临… Ⅱ.①倪… Ⅲ.①临床医学—问题解答 Ⅳ.① R4-44

中国版本图书馆 CIP 数据核字（2021）第 230785 号

临床研究协调员实务问答手册

策划编辑：孔荣华　　责任编辑：李 丹　何惠子　　责任校对：张 微　　责任出版：张志平

出 版 者	科学技术文献出版社	
地 址	北京市复兴路15号　邮编　100038	
编 务 部	(010) 58882938，58882087（传真）	
发 行 部	(010) 58882868，58882870（传真）	
邮 购 部	(010) 58882873	
官方网址	www.stdp.com.cn	
发 行 者	科学技术文献出版社发行　全国各地新华书店经销	
印 刷 者	北京地大彩印有限公司	
版 次	2022 年 6 月第 1 版　2022 年 6 月第 1 次印刷	
开 本	787×1092　1/16	
字 数	338千	
印 张	20.75　彩插6面	
书 号	ISBN 978-7-5189-8604-0	
定 价	78.00元	

致 谢

感谢浙江大学医学院附属儿童医院、国家儿童健康与疾病国家临床医学研究中心、国家儿童区域医疗中心的支持！

序

临床研究协调员（Clinical Research Coordinator, CRC）是受试者、研究者、申办方等各方高效沟通的桥梁，在行业内被称为"临床试验标配"，是临床试验中不可或缺的重要角色。《临床研究协调员实务问答手册》这本书，借用问答的巧妙方式，结合当下的临床试验环境，围绕临床研究协调员最关键的 20 多项工作内容展开，几乎涵盖所有知识要点，如量身定做般为初入行业的临床研究协调员们答疑解惑，帮助临床研究协调员们快速成长。

在编写过程中，作者特别关注了临床试验中的特殊群体——儿童。儿童有不同于成人的生理结构和药物代谢原理，他们年龄尚小，心智不成熟，不能自主做出选择和判断。这让儿科临床试验面临着开展难度大、招募困难等问题。本书针对儿科人群临床试验的问题专门整理了一个章节，帮助临床研究协调员们更好地实施儿科的临床试验。随着 2003 年版的《药物临床试验质量管理规范》将儿童纳入临床试验对象，在伦理委员会严格监督下，儿童也可以与成人一样参与临床试验以获得安全性和有效性的临床试验数据。相信随着公众认知不断完善，继续坚持儿童药物的创新研发，儿童药物会拥有更好的"明天"。

相信本书能够给予企业和研发机构广大参与临床试验的工作人员，尤其是初入行业的临床研究协调员们以启发和参考。希望越来越多的业界同仁们能够关注到临床研究协调员这个为临床试验保驾护航的群体，关注临床试验中的弱势群体，一起为中国新药研发，特别是儿童用药新药研发事业贡献力量！

曹晓春

前 言

多年前，我到病房进行临床试验项目质控，遇到了一位第一次参加工作的临床研究协调员，这位小姑娘当时正在整理药品管理表单。我查看表单后十分震惊：药物分发回收的数据记录全是错的，根本没有逻辑可言，而研究医师已然在表单上签字确认了！小姑娘一脸的茫然，根本不知道自己错在哪里。

了解后我才知道她压根就没有经过临床试验的培训！我耐心跟她讲解了为什么要填写，以及如何填写这些表单之后，又忧心忡忡地跟研究医师交代了注意事项。没想到第二天，小姑娘就拿着信息填写完全正确的表单来找我了！她不是不会做，而是不知道怎么做！这个事情让我深刻意识到了培训的必要性！

基于这个想法，这些年我一直都致力于让临床研究协调员培训规范化。我和我的团队总结了这些年在临床试验中积累的经验，编写了这本《临床研究协调员实务问答手册》。这本手册以问答的形式回答了临床研究协调员在临床实践工作可能会出现的问题，同时配合大量的思维导图，帮助临床研究协调员快速理清工作思路，尽快上手临床研究工作。

现在中国处在从医药"制造大国"向医药"创新强国"迈进的重要历史节点上。可以说没有临床试验就无法有医药创新。临床研究协调员们能够在临床试验实施过程中发挥关键核心的作用。期待这本手册能给临床研究协调员们一些帮助，在工作中少走一些弯路，协助好临床医师开展试验，共同助力我国新药的研发。

希望临床研究协调员未来发展得越来越好，成为一个让人引以为傲的职业。我也相信，通过不断增强自身专业性，精进自身业务能力，临床研究协调员们一定会获得更多的专业尊重。

最后，非常感谢陈炯靓和李春梅的倾心付出，非常感谢舒强书记、毛建华副院长、王晓玲主任、曹晓春、陈雯、漆林艳、陆丹丹、王晨的鼎力支持，非常感谢办公室的同事和所有编者的辛勤努力！

　　谨以此书献给我们可爱的临床研究协调员们，还有我合作的伙伴们。

　　这本书也许还有很多不完美的地方，十分欢迎您的来信，我的邮箱 chgcp@zju.edu.cn 将一直开放。让我们一起学习，共同进步！

倪韶青

目 录

第一章

临床研究基础知识

第一节　药物研发概论

临床试验注册药品可以分为哪几类？

我国 2020 年出台的《药品注册管理办法》把药品注册按照中药、化学药、生物制品等进行分类注册管理，见图 1-1。

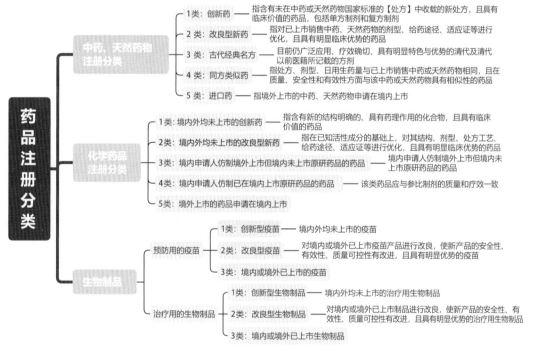

图 1-1　药品注册分类

药品注册分类及申报资料中关于中药是怎样细化分类的？

中药是指在我国中医药理论指导下使用的药用物质及其制剂。药品注册中药分为以下 4 类。

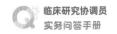
1 类：中药创新药。指处方未在国家药品标准、药品注册标准及国家中医药主管部门发布的《古代经典名方目录》中收载，具有临床价值，且未在境外上市的中药新处方制剂。一般包含以下情形：

①中药复方制剂，系指由多味饮片、提取物等在中医药理论指导下组方而成的制剂。

②从单一植物、动物、矿物等物质中提取得到的提取物及其制剂。

③新药材及其制剂，即未被国家药品标准、药品注册标准以及省、自治区、直辖市药材标准收载的药材及其制剂，以及具有上述标准药材的原动、植物新的药用部位及其制剂。

2 类：中药改良型新药。指改变已上市中药的给药途径、剂型，且具有临床应用优势和特点，或增加功能主治等的制剂。一般包含以下情形：

①改变已上市中药给药途径的制剂，即不同给药途径或不同吸收部位之间相互改变的制剂。

②改变已上市中药剂型的制剂，即在给药途径不变的情况下改变剂型的制剂。

③中药增加功能主治。

④已上市中药生产工艺或辅料等改变引起药用物质基础或药物吸收、利用明显改变的。

3 类：古代经典名方中药复方制剂。古代经典名方是指符合《中华人民共和国中医药法》规定的，至今仍广泛应用、疗效确切、具有明显特色与优势的古代中医典籍所记载的方剂；古代经典名方中药复方制剂是指来源于古代经典名方的中药复方制剂。包含以下情形：

①按古代经典名方目录管理的中药复方制剂。

②其他来源于古代经典名方的中药复方制剂。包括未按古代经典名方目录管理的古代经典名方中药复方制剂和基于古代经典名方加减化裁的中药复方制剂。

4 类：同名同方药。指通用名称、处方、剂型、功能主治、用法及日用饮片量与已上市的中药相同，且在安全性、有效性、质量可控性方面不低于该已上市中药的制剂。

天然药物是指在现代医药理论指导下使用的天然药用物质及其制剂。天然药物参照中药注册分类。

其他情形，主要指境外已上市境内未上市的中药、天然药物制剂。

3 化学药品注册分为几个类别？

化学药品注册分类分为创新药、改良型新药、仿制药、境外已上市境内未上市化学药品，分为以下 5 个类别。

1 类：境内外均未上市的创新药。指含有新的结构明确的、具有药理作用的化合物，且具有临床价值的药品。

2 类：境内外均未上市的改良型新药。指在已知活性成分的基础上，对其结构、剂型、处方工艺、给药途径、适应证等进行优化，且具有明显临床优势的药品。包含以下 4 种情形：

①含有用拆分或者合成等方法制得的已知活性成分的光学异构体，或者对已知活性成分成酯，或者对已知活性成分成盐（包括含有氢键或配位键的盐），或者改变已知盐类活性成分的酸根、碱基或金属元素，或者形成其他非共价键衍生物（如络合物、螯合物或包合物），且具有明显临床优势的药品。

②含有已知活性成分的新剂型（包括新的给药系统）、新处方工艺、新给药途径，且具有明显临床优势的药品。

③含有已知活性成分的新复方制剂，且具有明显临床优势。

④含有已知活性成分的新适应证的药品。

3 类：境内申请人仿制境外上市但境内未上市原研药品的药品。该类药品应与参比制剂的质量和疗效一致。

4 类：境内申请人仿制已在境内上市原研药品的药品。该类药品应与参比制剂的质量和疗效一致。

5 类：境外上市的药品申请在境内上市。包含以下 2 种情形：

①境外上市的原研药品和改良型药品申请在境内上市。改良型药品应具有明显临床优势。

②境外上市的仿制药申请在境内上市。

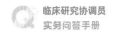
 生物制品注册分为哪几类?

生物制品注册分为预防用的生物制品和治疗用的生物制品。

(1) 预防用生物制品注册分类

1 类: 创新型疫苗。 指境内外均未上市的疫苗, 包含以下 4 种类型:

①无有效预防手段疾病的疫苗。

②在已上市疫苗基础上开发的新抗原形式, 如新基因重组疫苗、新核酸疫苗、已上市多糖疫苗基础上制备的新的结合疫苗等。

③含新佐剂或新佐剂系统的疫苗。

④含新抗原或新抗原形式的多联 / 多价疫苗。

2 类: 改良型疫苗。 对境内或境外已上市疫苗产品进行改良, 使新产品的安全性、有效性、质量可控性有改进, 且具有明显优势的疫苗。包括以下 6 种:

①在境内或境外已上市产品基础上改变抗原谱或型别, 且具有明显临床优势的疫苗。

②具有重大技术改进的疫苗, 包括对疫苗菌毒种、细胞基质、生产工艺、剂型等的改进 (如更换为其他表达体系或细胞基质的疫苗; 更换菌毒株或对已上市菌毒株进行改造; 对已上市细胞基质或目的基因进行改造; 非纯化疫苗改进为纯化疫苗; 全细胞疫苗改进为组分疫苗等)。

③已有同类产品上市的疫苗组成的新的多联 / 多价疫苗。

④改变给药途径, 且具有明显临床优势的疫苗。

⑤改变免疫剂量或免疫程序, 且新免疫剂量或免疫程序具有明显临床优势的疫苗。

⑥改变适用人群的疫苗。

3 类: 境内或境外已上市的疫苗。 包含以下 3 种:

①境外生产且境外已上市、境内未上市的疫苗申报上市。

②境外已上市、境内未上市的疫苗申报在境内生产上市。

③境内已上市疫苗。

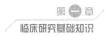

（2）治疗用生物制品注册分类

1 类：创新型生物制品。境内外均未上市的治疗用生物制品。

2 类：改良型生物制品。对境内或境外已上市制品进行改良，使新产品的安全性、有效性、质量可控性有改进，且具有明显优势的治疗用生物制品。包含以下 4 种：

①在已上市制品基础上，对其剂型、给药途径等进行优化，且具有明显临床优势的生物制品。

②增加境内外均未获批的新适应证和 / 或改变用药人群。

③已有同类制品上市的生物制品组成新的复方制品。

④在已上市制品基础上，具有重大技术改进的生物制品，如重组技术替代生物组织提取技术；较已上市制品改变氨基酸位点或表达系统、宿主细胞后具有明显临床优势等。

3 类：境内或境外已上市生物制品。包括以下 4 种：

①境外生产的境外已上市、境内未上市的生物制品申报上市。

②境外已上市、境内未上市的生物制品申报在境内生产上市。

③生物类似药。

④其他生物制品。

新药从研发到上市要经过哪些流程？

以化学药为例，新药从研发到上市按时间顺序可以大致分为以下几个环节。

（1）药物发现：与疾病相关的基础研究以确定调控疾病的靶点，与靶点相关的生物测试方法和流程的建立，早期化合物筛选以及设计以发现中标化合物（Hit Compound，也可翻译成"苗头化合物"），继而优化成为先导化合物（Lead Compound）。

（2）临床前研究：以药物化学为驱动力继续优化先导化合物，同时开展药学、药理学、药代动力学和药效学研究，并在疾病的动物模型上验证药物的有效性和安全性，最终确定临床候选药物。

（3）临床研究：药物的人体临床试验，验证药物的安全性和有效性，及其适用的患

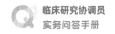

者群体。其中包括安全评估，药代动力学参数的测定，剂量、给药频率和疗程的确定，以及受试者疾病状态变化的研究。

（4）新药申请的申报与审批：申请人在完成支持药品上市注册的药学、药理毒理学和药物临床试验等研究，确定质量标准，完成商业规模生产工艺验证，并做好接受药品注册核查检验的准备后，向国家药品监督管理局（National Medical Products Administration，NMPA）提出药品上市许可申请。国家药品监督管理局药品审评中心按要求对已受理的药品上市许可申请进行审评。综合审评结论通过的，批准药品上市，发给药品注册证书。

（5）上市后再评价：药品经正式批准进入市场后，对药品的安全性、有效性和质量可控性进行进一步确证的过程，包括IV期临床试验的开展。

化学药品新药研发典型的流程见图1-2。

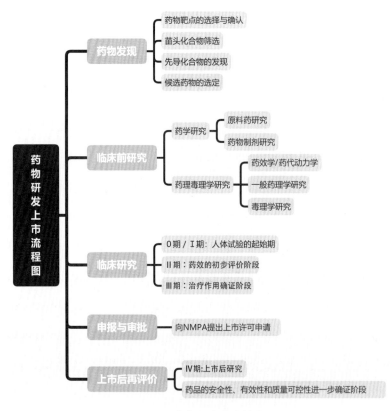

图1-2　药物研发上市流程

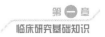

 申报临床试验新药审批必须要获得国家药监局批准吗？

不是必须的。国家药监局即国家药品监督管理局于 2018 年 7 月 27 日发布《关于调整药物临床试验审评审批程序的公告（2018 年第 50 号）》，对药物临床试验审评审批的有关事项做出调整：在我国申报药物临床试验的，自申请受理并缴费之日起 60 日内，申请人未收到国家药品监督管理局药品审评中心（以下简称药审中心）否定或质疑意见的，可按照提交的方案开展药物临床试验。临床试验开始时，申请人应登录药审中心门户网站，在"药物临床试验登记与信息公示平台"进行相关信息登记。对于申报资料存在重大缺陷，或临床试验方案不完整的，以及缺乏可靠的风险控制措施、存在潜在的临床风险而无法保障临床试验受试者安全的，药审中心以暂停临床试验通知书方式通知申请人，并说明目前不支持开展临床试验的理由。

 什么是临床试验？

临床试验是指以人体（患者或健康受试者）为对象的系统性试验，用以发现或验证候选试验药物的安全性和有效性，以及其适用范围。

 药物临床试验是怎样进行分期的？

根据相关法规，药物临床试验分为 I 期药物临床试验、II 期药物临床试验、III 期药物临床试验、IV 期药物临床试验以及生物等效性试验。

 什么是 0 期药物临床试验？

0 期临药物床试验是指活性化合物在完成临床前试验，但未正式进入临床之前，使用微剂量在少量受试者中进行的小规模药物临床试验，以收集必要的有关药物安全及药代动力学数据。0 期试验对抗肿瘤新药、单克隆抗体、蛋白类药物有明确优势，尤其是毒性较大的抗肿瘤创新药物。随着创新药物研发的加快，未来少量样本的 0 期临床试验在国内高水平的研究机构开展的概率越来越高。

10 什么是 I 期药物临床试验?

I 期临床试验是新药进入人体试验的起始期，I 期临床试验有两个目的：一是确定药物在人体内的代谢和药理学活性，观察随剂量增加出现的毒性，以及收集一些有效性的早期证据；二是获取充分的药代动力学和药理学作用的信息，为设计 II 期临床试验提供依据。I 期临床试验通常需要由 20 ～ 80 例健康志愿者参加，部分特殊药品如抗肿瘤药品一般采用患者作为受试者。

11 什么是 II 期药物临床试验?

II 期临床试验是药效的初步评价阶段。其目的主要有以下几点。

（1）为了确定新药作用于目标适应证患者的最大和最低有效剂量范围，为III期临床试验剂量提供参考。

（2）确定新药产生疗效的剂量 - 血药浓度 - 药效学指标的关系。

（3）以更大的样本量进一步评价药物的安全性。

II 期临床试验参与的受试者通常在数百人以内，而扩大的 II 期临床试验可能会有数千名患者参与。

有的抗肿瘤药根据药物和目标人群特点，采用了 I 期 / II 期临床试验的融合设计，可以加速临床试验进程。

12 什么是Ⅱa期和Ⅱb期药物临床试验？

有些研发者根据研究目的不同，将Ⅱ期药物临床试验分为Ⅱa期和Ⅱb期。

Ⅱa期是剂量探索性研究，目的是确定试验药对患者的最佳剂量、最大耐受剂量等，并为Ⅱb期提供更为精准的剂量和给药方案。

Ⅱb期临床试验是指经Ⅱa期的研究，已经有把握知道新药较合适的使用剂量，再通过增大样本量后进行临床试验从而评估药物的有效性和安全性。Ⅱb期试验的目的还包括评估研究终点指标、受试人群的选择、治疗方案等，为Ⅲ期临床试验设计提供依据。

13 什么是Ⅲ期药物临床试验？

Ⅲ期药物临床试验是治疗作用确证阶段。其目的是进一步验证药物对目标适应证患者的治疗作用和安全性，总体评价获益风险特征，最终为药物注册申请的审查提供充分的依据。试验一般应为具有足够样本量的随机盲法对照试验。

14 在中国，什么时候提交新药的申请和审评？

在完成Ⅰ至Ⅲ期三个阶段的药物临床试验并分析所有资料及数据，试验药物的安全性和有效性得到了证明后，新药（试验药物）持有人则可以向NMPA提交新药申请。新药申请需要提供所有收集到的药学、药理毒理学和临床试验等科学资料。通常一份新药申请材料可多达10万页，甚至更多！

NMPA会安排检查人员对该药物的临床前及临床试验结果进行检查。按照法规，NMPA在规定时间内审评完新药申请。但是如果临床试验实施不规范，审评时间会很长。如果发现了临床试验过程造假，那就可能会被不批准。新药申请一旦获得NMPA批准，即可正式上市销售。

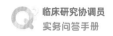

15 为什么批准上市的新药还需做 IV 期药物临床试验？

新药上市后还需做 IV 期药物临床试验，主要目的是新药在大范围人群应用后，继续监测其的疗效和不良反应。NMPA 要求根据这一阶段的监测结果来修订药物使用说明书。这一阶段研究还会涉及药物配伍使用的研究，药物使用禁忌的观察等。

批准上市的新药在这一阶段被发现之前没有发现的严重不良反应，如显著增加服药人群心血管疾病发生率等，新药还会被 NMPA 强制要求加注警告说明，甚至下架。如默克公司的抗关节炎药物罗非昔布（商品名万洛）因增加心血管疾病风险于 2004 年"主动"撤离市场。

16 为什么说新药审评是考验临床试验管理的最严峻的时刻？

按照法规，NMPA 会在规定时间内审评完新药申请。但是如果临床试验实施不规范，审评时间则会延长；如果发现了临床试验过程造假，那新药就可能会被不批准。新药审评时检查专家需对临床试验结果进行检查。临床试验管理得好，检查就很轻松，如果管理不好，临床试验的参与各方都可能会上黑名单，影响诚信体系。

17 为什么说新药研发是高风险、高投入的行业呢？

新药研发一直被认为是高风险高投入的活动，过去业界一直流传着"双十"的说法，意思是"新药研发需要耗时十年，耗资十亿美金"。如今，按照 2014 年塔夫茨医学中心的统计报告，目前研发一个新药的成本已经高达 25.88 亿美金。随着时间推移，新药开发的成本持续上升，几乎每隔十年就会翻倍。其中临床试验在新药研发的过程中耗时长、耗资最多，完成 1～3 期临床试验平均需要 5～7 年，整个临床试验大约平均需要 18 亿美元。但是，新药研发的成功率却没有显著提升，临床试验的累计成功率仍旧在 10% 左右。

18 药品的专利期是多久？

从申请专利开始计算，药品的专利期为 20 年。为补偿新药上市审评审批占用的时间，对在中国获得上市许可的新药相关发明专利，国务院专利行政部门应专利权人的请求给予专利权期限补偿，补偿期限不超过 5 年，新药批准上市后总有效专利权期限不超过 14 年。

19 为什么知识产权是工业的生命线？

因为新药研发的投入很高，但成功率仍旧很低，所以药企想要收支平衡，成功上市的药物就必须有发明专利的法律保证，在其市场的独占期内（一般是 10 年左右）收回成本，获得盈利，再投入到下一轮新药研发的项目里，可持续地发展。如果没有知识产权的保护，新药研发就不可持续，对人类健康是很不利的。

20 为什么还有那么多病无药可用？

生命现象是极为复杂的，目前新药研发的低成功率（临床累计约 10%）很大程度上反映了我们对健康和疾病的研究仍处于初级阶段，还有很长的路要走。有很多疾病我们不知道它们的起因（肯定不是单一的），所以就无法有效地干预；还有一些疾病我们虽然了解了它们的起因，却找不到安全有效的干预方法。但是，随着基础生命科学的发展和对疾病的进一步认识，我们一定能研发出更多安全有效的治疗方法，逐步解决各种疑难杂症。

（梁贵柏　倪韶青）

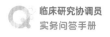
第二节　药物临床试验质量管理规范小知识

 什么是《药物临床试验质量管理规范》？

《药物临床试验质量管理规范》（Good Clinical Practice，GCP）是为保证药物临床试验过程规范，数据和结果的科学、真实、可靠，保护受试者的权益和安全而制定的规范。同时，GCP 也是药物临床试验全过程的质量标准，包括方案设计、组织实施、监查、稽查、记录、分析、总结和报告。在中国，为申请药品注册而进行的药物临床试验的相关活动应当遵守本规范。中国 GCP 经历了 20 多年的发展历史，最新版的 GCP 为 2020 版。

目前欧盟、日本等国家实施的是临床试验管理规范指导原则（International Conference on Harmonisation-Good Clinical Practice，ICH-GCP）。

 为什么会有 GCP？ GCP 是如何发展的？

随着科学技术尤其是化学工业和生物技术的发展，每年都有许多新药被研究、开发、生产并上市。如何保证这些药物的安全、有效就成为一个重要问题。为此目的而制定的保证药品实验室研究质量的实验室质量管理规范（Good Laboratory Practice，GLP），以及保证药品生产质量的药品生产质量管理规范（Good Manufacturing Practice，GMP）已作为国际上共同遵循的用于规范新药的研发和生产的准备。但在 20 世纪 70 年代中期，一些发达国家开始注意到新药研发中的另一个环节，临床试验质量管理中的一些问题，如强迫囚犯或黑人参加具有潜在危险的药物临床试验等。于是，在 1964 年第 18 届世界医疗协会（World Medical Association）上医师们共同撰写了《赫尔辛基宣言》，该宣言声明医师的首要职责是保护受试者的生命和健康。

《赫尔辛基宣言》可被看作 GCP 的雏形。同时，美国食品药品监督管理局（Food

and Drug Administration, FDA）在发现了临床试验中欺骗行为的证据后，于 20 世纪 70 年代末颁布了临床试验管理规范细则。新的联邦法规定临床试验应取得伦理委员会的批准并获得受试者知情同意书。20 世纪 80 年代 FDA 又修订了新药审评规定，并以法律形式在北美部分国家加以实施。此后，欧洲共同体亦在 1990 年制定了"医药产品的临床试验"管理规范，即现在所称的 GCP。在随后的几年中，英国、法国、北欧、日本、加拿大、澳大利亚和韩国也先后制定并颁布了各自的 GCP。中国也在 1998 年首次颁布 GCP。由于各国所制订的规范虽原则相同但具体细节又各有所异，因此人用药品技术要求国际协调理事会（the International Council for Harmonisation of Technical Requirements for Pharmaceuticals for Human Use，ICH）应运而生，其目的是协调并交换意见以制订全球共同依据的准则。迄今为止，有关 GCP 方面最显著的进步就是 ICH-GCP 的诞生。

3 什么是 ICH？成立的目的是什么？

ICH 原为人用药品注册技术要求国际协调会（International Conference on Harmonization of Technical Requirements for Registration of Pharmaceuticals for Human Use），现已更名为人用药品技术要求国际协调理事会（the International Council for Harmonisation of Technical Requirements for Pharmaceuticals for Human Use），简称国际协调理事会。20 世纪 80 年代，欧洲成立欧洲共同体，要求各成员国药品能在整个欧洲市场销售，因此在欧洲首先开展了药品注册技术要求的协调工作，实践证明是可行的。此后，美、日、欧共体三方纷纷进行双边对话，研讨协调的可能性，直至 1989 年在巴黎召开的国际药物监管机构会议（International Conference of Drug Regulatory Authorities，ICDRA）后，才开始制订具体实施计划。此后三方政府注册部门与国际制药工业协会联合会（International Federation of Pharmaceutical Manufactures Associations，IFPMA）联系，讨论由注册部门和工业部门共同发起国际协调会议可能性。1990 年 4 月欧洲制药工业联合会（European Federation of

Pharmaceutical Industries and Associations，EFPIA）在布鲁塞尔召开由三方注册部门和工业部门参加的国际会议，讨论了 ICH 意义和任务，并成立了 ICH 指导委员会。

ICH 于 1991 年召开第一届会议，由成员国的药物管理当局及制药企业管理协会共同组成。ICH 的目的是协调各国的药物注册技术要求（包括统一标准、检测要求、数据收集及报告格式），使药物生产厂家能够应用统一的注册资料规范，按照 ICH 的有效性、质量、安全性及综合学科指南申报。如果最终达成 ICH 目标，制药企业可以在世界各国同时上市其产品，不但提高申报注册资料的质量，同时可以缩短研发时间，节省研发成本，进而提高新药研发、注册、上市的效率。

2017 年 6 月 19 日，中国国家食品药品监督管理总局成为 ICH 正式成员。

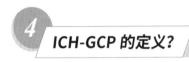

4 ICH-GCP 的定义？

ICH-GCP 是对涉及人类受试者的临床试验的设计、实施、记录及报告的国际性道德和科学质量标准，参考了欧盟、日本、澳大利亚、加拿大、北欧、瑞典等国家，以及世界卫生组织各成员国现行的 GCP 所制定的药物临床试验标准而制定的，便于这些国家和地区的卫生管理当局能最终相互接受各自临床数据用于人用药物的注册，与"赫尔辛基宣言"的原则相一致。依此标准实施临床试验将使试验受试者的权益、安全及健康得到保护，数据可信度得到保证。1996 年 5 月 1 日欧盟批准了 ICH-GCP 指南，并于 1997 年 1 月 17 日开始实施；FDA 将 ICH-GCP 列入其出版的 1997 年联邦注册法规中；日本于 1997 年 4 月开始执行 ICH-GCP。

5 什么是"赫尔辛基宣言"？

世界医学大会制定的《赫尔辛基宣言》是涉及人体对象医学研究的道德原则，是包括以人作为受试对象的生物医学研究的伦理原则和限制条件，也是关于人体试验的第二个国际文件，比《纽伦堡法典》（Nuremberg Code）更加全面、具体和完善。《赫尔辛基宣言》中陈述医师的首要职责是在进行研究时保护患者的生命和健康。《赫尔辛基宣言》是最早的 GCP 雏形，其诞生于 1964 年第 18 届世界医疗协会上，随后在东京（1975 年）、威尼斯（1983 年）、中国香港（1989 年）、南非（1996 年）、苏格兰（2000 年）、华盛顿（2002 年）、东京（2004 年）、首尔（2008 年）、福塔莱萨（2013 年）召开的世界医疗协会联合大会上对宣言又做了补充。经过多次的增补、修改，现行版本是 2013 年的世界医疗协会联合大会的修订本。

第三节　临床试验的监督管理部门

临床试验有哪些相关的监管管理部门？

临床试验的重要监督管理部门包括国家及省市级的药品监督管理部门、国家及省市级的卫生健康委员会等。

国家药品监督管理局名称怎么有 NMPA 和 CFDA 呢？

国家食品药品监督管理总局（China Food and Drug Administration，CFDA）成立于 2013 年 3 月，是临床试验最重要的监督管理部门。2018 年，国家食品药品监督管理局更名为国家药品监督管理局（National Medical Products Administration，NMPA）。国家药品监督管理局也是随着我国药品监管体系的不断完善而发展起来的，其英文简称也随着组织结构、职责等不断更新，从 SDA、CDA 到 SFDA、CFDA，再到现在的 NMPA。国家药品监督管理局的发展史见图 1-3。

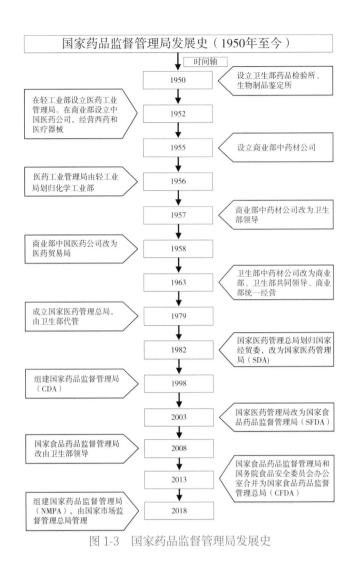

国家药品监督管理局发展史（1950年至今）

时间轴

1950	设立卫生部药品检验所、生物制品鉴定所
1952	在轻工业部设立医药工业管理局。在商业部设立中国医药公司，经营西药和医疗器械
1955	设立商业部中药材公司
1956	医药工业管理局由轻工业局划归化学工业部
1957	商业部中药材公司改为卫生部领导
1958	商业部中国医药公司改为医药贸易局
1963	卫生部中药材公司改为商业部、卫生部共同领导、商业部统一经营
1979	成立国家医药管理总局，由卫生部代管
1982	国家医药管理总局划归国家经贸委，改为国家医药管理局（SDA）
1998	组建国家药品监督管理局（CDA）
2003	国家医药管理局改为国家食品药品监督管理局（SFDA）
2008	国家食品药品监督管理局改由卫生部领导
2013	国家食品药品监督管理局和国务院食品安全委员会办公室合并为国家食品药品监督管理总局（CFDA）
2018	组建国家药品监督管理局（NMPA），由国家市场监督管理总局管理

图 1-3 国家药品监督管理局发展史

3 国家药品监督管理局的职责是什么？

　　作为药品的最重要的监督管理部门，国家药品监督管理局的直属部门包含中国食品药品检定研究院（国家药品监督管理局医疗器械标准管理中心，中国药品检验总所）、国家药典委员会、国家药品监督管理局药品审评中心、国家药品监督管理局食品药品审核查验中心、国家药品监督管理局药品评价中心（国家药品不良反应监测中心）、国家药品监督管理局医疗器械技术审评中心、国家药品监督管理局行政事项受理服务和投诉举报中心、国家药品监督管理局机关服务中心（国家药品监督管理局机关服务局）、国家药品监督管理局信息中心（中国食品药品监管数据中心）、国家药品监督管理局高级研修学院（国家药品监督管理局安全应急演练中心）、国家药品监督管理局执业药师资格认证中心、国家药品监督管理局新闻宣传中心、中国健康传媒集团、中国食品药品国际交流中心、国家药品监督管理局南方医药经济研究所、国家药品监督管理局一四六仓库、中国药学会等。主要职责包括：

（1）负责药品（含中药、民族药，下同）、医疗器械和化妆品安全监督管理。拟订监督管理政策规划，组织起草法律法规草案，拟订部门规章，并监督实施。研究拟订鼓励药品、医疗器械和化妆品新技术新产品的管理与服务政策。

（2）负责药品、医疗器械和化妆品标准管理。组织制定、公布国家药典等药品、医疗器械标准，组织拟订化妆品标准，组织制定分类管理制度，并监督实施。参与制定国家基本药物目录，配合实施国家基本药物制度。

（3）负责药品、医疗器械和化妆品注册管理。制定注册管理制度，严格上市审评、审批，完善审评、审批服务便利化措施，并组织实施。

（4）负责药品、医疗器械和化妆品质量管理。制定研制质量管理规范并监督实施。制定生产质量管理规范并依职责监督实施。制定经营、使用质量管理规范并指导实施。

（5）负责药品、医疗器械和化妆品上市后风险管理。组织开展药品不良反应、医疗器械不良事件和化妆品不良反应的监测、评价和处置工作。依法承担药品、医疗器械和化妆品安全应急管理工作。

（6）负责执业药师资格准入管理。制定执业药师资格准入制度，指导监督执业药师注册工作。

（7）负责组织指导药品、医疗器械和化妆品监督检查。制定检查制度，依法查处药品、医疗器械和化妆品注册环节的违法行为，依职责组织指导查处生产环节的违法行为。

（8）负责药品、医疗器械和化妆品监督管理领域对外交流与合作，参与相关国际监管规则和标准的制定。

（9）负责指导省、自治区、直辖市药品监督管理部门工作。

（10）完成党中央、国务院交办的其他任务。

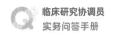

 国家卫生健康委员会与药品相关的职责主要包括哪些？

　　国家卫生健康委员会（简称国家卫健委）贯彻落实党中央关于卫生健康工作的方针政策和决策部署，在履行职责过程中坚持和加强党对卫生健康工作的集中统一领导。国家卫健委与药品相关的主要职责包括：

　　协调推进深化医药卫生体制改革，研究提出深化医药卫生体制改革重大方针、政策、措施的建议。组织深化公立医院综合改革，推进管办分离，健全现代医院管理制度，制定并组织实施推动卫生健康公共服务提供主体多元化、提供方式多样化的政策措施，提出医疗服务和药品价格政策的建议。

　　组织制定国家药物政策和国家基本药物制度，开展药品使用监测、临床综合评价和短缺药品预警，提出国家基本药物价格政策的建议，参与制定国家药典。组织开展食品安全风险监测评估，依法制定并公布食品安全标准。

　　国家卫健委与国家药品监督管理局分工合作。国家药品监督管理局会同国家卫健委组织国家药典委员会并制定国家药典，建立重大药品不良反应和医疗器械不良事件相互通报机制和联合处置机制。

（倪韶青　吴纪恒）

参考文献

[1] 国家市场监督管理总局.《药品注册管理办法》[EB/OL].(2020-03-30)[2021-10-1].https://gkml.samr.gov.cn/nsjg/fgs/202003/t20200330_313670.html.

[2] 程国华，李正奇.药物临床试验管理学[M].北京：中国医药科技出版社，2020.07.

[3] 国家药品监督管理局，国家卫生健康委员会.《药物临床试验质量管理规范》[EB/OL].(2020-04-26)[2021-10-13].https://www.nmpa.gov.cn/yaopin/ypggtg/20200426162401243.html.

第二章

临床研究协调员的角色和职责

临床研究协调员的角色和职责

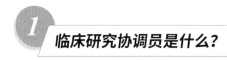

1 临床研究协调员是什么?

临床研究协调员（Clinical Research Coordinator, CRC），是指经主要研究者授权并受相关培训后，在临床试验中协助研究者进行非医学性判断的事务性工作人员。临床研究协调员是协助研究者对临床试验全过程进行沟通协调的职业，是非医疗工作的执行者和实施者，是临床研究中不可或缺的重要角色。

2 临床研究协调员的任职资质要求?

（1）教育水平：①具备临床、药学、护理学等相关临床医学基础知识；②大专及以上学历。

（2）工作经验：①既往有或没有从事过临床研究相关工作；②完成相关的临床研究基础知识培训、实地带教培训。

（3）基本技能：①具备临床研究基础知识；②良好的沟通表达、计算机、英语运用能力。

（4）个人素质：①良好的 GCP 意识；②较强的语言组织、协调能力；③认真仔细、逻辑清晰、具有较强的责任心和抗压能力；④时间管理；⑤服务意识和团队合作精神。

3 临床研究协调员的职业发展前景?

临床研究协调员作为研究者的助手参与临床试验在我国已经成为一个普遍现象，无论申办方还是合同研究组织（Contract Research Organization, CRO）在开展临床试验时对临床研究协调员的需求都从选择性配置变成标准配置。相比于新药临床试验，临床研究协调员还是一个年轻的职业，正处在不断增长的需求阶段。

由于中国的临床研究协调员受雇于现场管理机构（Site Management Organization，SMO）公司相对较多，在此我们将职业发展分为企业内、外部来讨论。

（1）内部发展机会：①技术专家，深耕一线工作，成为行业的资深临床研究协调员；国外已经有从业 10～30 年的临床研究协调员仍在从事一线工作。②管理岗位，深入学习现代管理学理论和方法，负责临床研究协调员人员或项目管理。③其他，如企业内部的培训师、质量管理人员，甚至商务人员等。

（2）外部发展机会：①申办方或 CRO，转行从事 CRA、质量管理等工作。②其他，数据管理、药物安全警戒（PV），甚至是独立的稽查员等。

（3）在学历、资质背景等符合的前提下，临床研究协调员还可以选择医学编辑、方案撰写工作，可以说，临床研究的每个环节对临床研究协调员而言都是机会和挑战。

4　临床研究协调员常见的聘用方式有哪些？

临床研究协调员按聘用方式分类，通常分为医疗机构院内临床研究协调员与院外临床研究协调员。院内临床研究协调员与临床试验机构形成劳务合同关系。院外临床研究协调员通常与临床试验现场管理机构形成劳动合同关系，是由现场管理机构派驻临床试验机构承担相应职责的人员。

5　临床研究协调员需要掌握哪些知识？

临床研究协调员需要掌握临床研究的法律法规、标准操作规程、办公技能及基础医药学知识等，详见表 2-1。

表 2-1　临床研究协调员基础知识

分类	主要内容
临床试验相关的法律法规	ICH-GCP、GCP 等
临床研究基础知识	知情同意、药物管理、生物样本管理等
临床研究各方标准操作规程	申办方、CRO、SMO 等标准操作规程
研究中心管理要求	研究中心标准操作规程、系统使用要求
项目特定知识	疾病知识、方案、实验室手册等
其他	办公软件操作技能、英语等

6　临床研究协调员在临床试验中的工作禁区是什么？

虽然临床研究协调员的工作范围涵盖整个临床研究的全过程，但在具体的临床试验工作中，临床研究协调员应知晓自己的授权工作范围，不能做医学性判断的工作，也不能做未经主要研究者授权的工作。

7　临床研究协调员的工作需要和哪些部门或人员进行协调和沟通？

临床研究协调员日常协调和联系的各方及人员见表 2-2。

表 2-2　临床研究协调员协调沟通对象

研究团队	受试者及其家庭
临床研究协调员	
申办方 /CRO	医疗机构各科室 / 伦理委员会

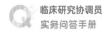

8 临床研究协调员工作职责范围?

经过中国国际药物信息大会（Drug information Association, DIA）中国 SMO 协作组开会讨论，将临床研究协调员职责分为三个级别：认可度（投赞成票）90% 以上的条目为确定的临床研究协调员工作职责（一级职责）；认可度在 70% ～ 90% 范围之内的为协商后确认的临床研究协调员工作职责（二级职责）；认可度在 70% 以下的项，即为争议较大的临床研究协调员工作职责，被定义为有条件批准的职责（三级职责），同时增加了"协助获得遗传办批件"的职责，共 86 条。详见附录 2。

9 临床研究协调员聘用时的注意事项?

基于利益回避原则，申办方不应直接聘用临床研究协调员参与项目工作，临床试验机构应防范通过以下形式聘用院外临床研究协调员：①临床研究监查员兼临床研究协调员；②申办方或合同研究组织直接派遣临床研究协调员；③ SMO 与申办方或合同研究组织存在利益关系。

10 临床研究协调员和临床研究护士有什么区别?

临床研究护士（Clinical Research Nurse, CRN）有时候也简称研究护士，特指具备临床研究协调员角色功能的护理人员，一般为该临床研究中心的注册护士，在项目中不仅承担着项目协调管理工作，同时提供临床试验受试者所需的护理服务，包括常规临床护理及研究特定护理工作。其职责除涵盖临床研究协调员的工作外，还包括药品发放（使用指导）、采血、与受试者沟通，并与研究者保持联系等。

如前文所提，临床研究协调员是在主要研究者的培训和授权下，参与临床研究中非医学判断的事务性工作。可以看到，CRN 的工作范围比临床研究协调员更大，且可以进行部分有创性操作。

（胡思佳　李春梅）

参考文献

[1]　广东省药学会 . 药物临床试验 CRC 管理 · 广东共识 (2020 年版) [J]. 今日药学 , 2020,12:799-801.

第三章

临床研究协调员基础知识

第一节　临床试验机构及角色

什么是药物临床试验机构？

药物临床试验机构是指具备相应条件，按照《药物临床试验质量管理规范》和药物临床试验相关技术指导原则等要求，开展药物临床试验的机构，是药物临床试验中受试者权益保护的责任主体。

药物临床试验机构的资格 2019 年 12 月 1 日前是由药品监督管理部门和卫生健康管理部门进行认定才可以获得的；2019 年 12 月 1 日后，药物临床试验机构由资格认定调整为备案管理。

药物临床试验机构的一般组织架构？

药物临床试验机构下设药物临床试验机构管理办公室，一般的组织架构见图 3-1。

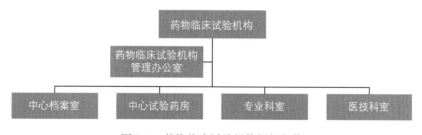

图 3-1　药物临床试验机构组织架构

药物临床试验机构及机构办公室里有哪些工作人员？

药物临床试验机构及机构办公室常设的工作人员有：药物临床试验机构主任、药物临床试验机构办公室主任或副主任、药物临床试验机构办公室秘书、药物临床试验机构办公室工作人员、机构药物管理员、机构文档管理员、质量管理员等。

4 药物临床试验机构的职责是什么?

药物临床试验机构监督和管理药物临床试验的实施,确保研究者提交的临床试验数据的准确性及临床试验的质量。职责包括:

(1)临床试验项目全过程的监管:含立项及各阶段质控、合同签署及项目经费管理等。

(2)研究者及研究团队人员的组织及培训。

(3)与申办者、合同研究组织及监督管理部门的各方沟通。

(4)接受或配合申办者、合同研究组织及监督管理部门的监查稽查和检查等。

5 哪些药物临床试验需要在备案的机构中进行?

在中华人民共和国境内开展经国家药品监督管理局批准的药物临床试验(包括备案后开展的生物等效性试验),应当在药物临床试验机构中进行。可承接项目的临床专业和主要研究者均可在药物临床试验机构备案系统(https://www.nmpa.gov.cn/)中查询。

(李春梅)

第二节 伦理基础知识

1 伦理委员会的主要职责是什么?

伦理委员会的职责是保护受试者的权益和安全,应当特别关注弱势群体。伦理委员会通过独立地审查试验方案、知情同意书及其他相关文件和材料等，确保受试者的权益、安全受到保护。

2 伦理委员会由哪些人组成？

伦理委员会委员从生物医学、伦理学、法学和社会学等领域的专家和非本机构的社会人士中遴选产生，人数不少于 7 人，并且应有不同性别的委员。少数民族地区还应当有少数民族委员，儿科伦理委员会还应有儿童利益的代表，如幼儿园小学教师、育有儿童的家长等。

3 临床试验为什么需要进行伦理审查？

临床试验过程中，受试者的权益和安全是考虑的首要因素，优先于科学和社会的获益。伦理审查是保障受试者权益的重要措施之一。所有的临床试验开展之前必须通过伦理审查，伦理委员会从医学伦理的角度对其所在医院承接或发起的临床试验的合理性、科学性和受试者风险受益进行评估，确保临床试验的设计和实施合乎道德和法律，保护受试者的安全、健康等权益。伦理审查在保护受试者方面发挥着至关重要的作用。

4 伦理审查类别主要有哪些？

伦理审查类别主要有：

（1）初始审查：指对首次提交伦理委员会的项目进行的审查。

（2）复审审查：指伦理委员会审查意见为"修改后同意"，研究者 / 申办方已按伦理委员会建议作修改或澄清后再次递交，伦理委员会对此申请所做的审查。

（3）修正案的审查：指研究项目已获伦理委员会审查同意，但随后又申请对研究方案、知情同意书等做出修正，伦理委员会对此进行的审查。

（4）年度／定期跟踪审查：指伦理委员会根据临床试验风险程度决定的跟踪审查频率进行的审查，且每年不少于一次。

（5）违背方案审查：指经伦理委员会批准的临床研究在实施过程中出现与批准的研究方案不符，或研究者未遵守伦理委员会的要求履行保护受试者的职责，或背离国内或国际认可的、涉及人的临床研究相关规范和指南伦理原则的情况，伦理委员会应对上报的上述情况进行审查。

（6）严重不良事件、可疑且非预期严重不良反应及安全性报告的审查：指伦理委员会对临床研究中发生的严重不良事件（Serious Adverse Event，SAE）、可疑且非预期严重不良反应（Suspicious and Unexpected Serious Adverse Reactions，SUSAR）或研发阶段安全性更新报告（Development Safety Update Report，DSUR）的审查。

（7）暂停或终止试验审查：任何经医院伦理委员会批准执行的药物临床试验和临床研究，但在原定计划完成前即暂停或终止研究而进行的审查。

（8）研究结题审查：指伦理委员会批准的研究项目结束，对其递交的结题报告进行的审查及追踪。详见图3-2。

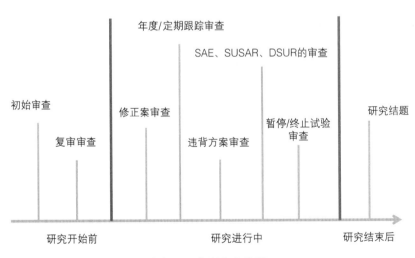

图 3-2　伦理审查类型

5 哪些材料需要递交伦理委员会审查?

应当递交至伦理委员会的文件包括:①试验方案和试验方案修订版;②知情同意书及其更新件;③招募受试者的方式和信息;④提供给受试者的其他书面资料;⑤研究者手册;⑥现有的安全性资料;⑦包含受试者补偿信息的文件;⑧研究者资格的证明文件;⑨伦理委员会履行其职责所需要的其他文件。

一般情况下,各中心伦理委员会按审查类别,对递交文件作相应规定,初始审查递交文件较多,包含几乎以上所有文件,除初始审查外,其他类型审查一般均递交申请表及其他相关文件,详见表3-1。

表3-1 其他类型审查需要递交的一般文件清单

审查类别	一般材料
复审审查	复审申请表、修正后的材料
修正案审查	修正案审查申请表、修正内容说明、修正后的材料
年度/定期跟踪审查	研究进展报告或年度/定期跟踪审查申请表
安全性事件审查	可疑且非预期严重不良反应报告、严重不良事件报告
违背方案审查	违背方案报告
暂停/终止审查	暂停或终止临床研究伦理审查申请表
结题审查	结题审查申请表、结题报告

6 伦理委员会的审查方式有哪些?

伦理委员会主要的审查方式有:会议审查、简易程序审查(通常所说的加快审查)、紧急会议审查和备案。

7 **临床研究伦理审查整体流程是怎么样的?**

各医疗机构伦理委员会的审查流程会有细微的差别,基本流程见图 3-3。

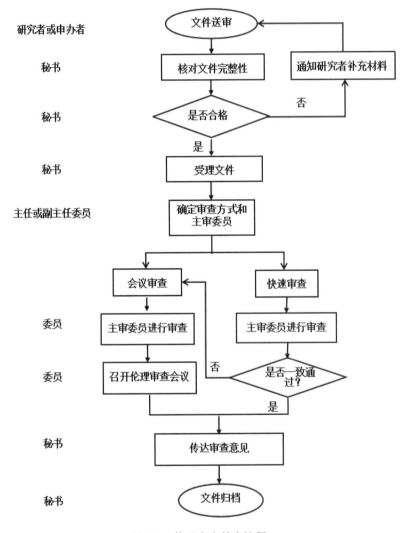

图 3-3 伦理审查基本流程

8 **批件包含哪些内容?**

伦理审查批件中一般包含: 批件号、项目名称、主要研究者、审查文件清单、审查方式、审查意见、跟踪审查频率、批件有效期、伦理委员会签章等。如果是会议审查，还应有委员签到表。

 批件的有效期是什么意思？

批件的有效期是指临床研究项目应在此有效期内完成，若实际情况下无法在批件有效期内完成，项目组应至少提前一个月向伦理委员会递交延长批件有效期申请，经伦理委员会批准后方能继续开展研究。一般年度或定期跟踪审查申请表有延长批件有效期的相关内容。

 如何避免文件被伦理委员会拒收？

临床研究协调员应事先了解伦理委员会的文件递交要求，如有疑问应及时咨询伦理委员会办公室秘书或者工作人员。递交文件时应知晓所递交的文件内容，以避免拒收。

 伦理委员会审查意见有几种情形？

伦理委员会审查意见主要有：同意、修改后同意、不同意、暂停或终止已同意的研究。一般情况下，若审查意见为同意，伦理委员会出具批件或肯定意见的伦理意见书；若审查意见为修改后同意、不同意、暂停或终止已同意的研究，伦理委员会将出具有修改建议的伦理审查意见书。

 针对不同的审查意见，研究者及申办者应该如何处理？

若审查意见为同意，无任何修改建议，领取批件或意见函后，继续进行研究；若审查意见为修改后同意，应按照各中心伦理委员会的相关要求，对意见逐条回复，并将修正后的文件作为附件一并递交至伦理委员会，同时应关注递交的时限要求；若审查意见为不同

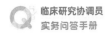
意、暂停或终止研究，对于决定有异议，可向伦理委员会申诉。

 13　各审查意见的后续伦理审查方式是什么？

若审查意见为修改后同意，一般后续审查方式为加快审查；若审查意见为不同意或暂停、终止研究，申办者或研究者可以提交申诉，一般为会议审查。

 14　伦理委员会的审查时限有什么要求？

一般情况下，审查方式决定审查时限。伦理委员会对于加快审查和会议审查设有审查时限，不论递交何种类型的申请或报告，在确认审查方式的情况下，其审查时限也随之确定。但是各机构伦理委员会关于审查时限有各自的规定，应向各机构伦理委员会相关人员了解具体情况。

关于审查时限，国家卫生健康委医学伦理专家委员会办公室、中国医院协会发布的《涉及人的临床研究伦理审查委员会建设指南（2020 版）》中提出：会议审查时，应在审查后 10 个工作日内给出书面的意见或批件。

 15　伦理审查费怎样缴纳？

各家中心的伦理审查费标准及收费方式可能存在差异。一般情况下，初始审查均会收取伦理审查费用。其他事件受理后，伦理委员会根据管理规定告知需缴纳的伦理审查费用及相关流程。

 16　伦理委员会如何接待受试者申诉？

受试者申诉，是指受试者在研究过程中，就权益方面的问题向伦理委员会寻求帮助。一般情况下，伦理委员会秘书负责处理受试者申诉，记录与受试者沟通的情况。秘书对申诉事件进行调查核实，必要时联系研究者了解情况。对秘书不能处理的事件，递交伦理委员会进行会议讨论，必要时将会议意见反馈至受试者或研究者。

17 伦理委员会的信息可以从哪里获得？

伦理委员会的信息一般可在医疗机构官网或其临床试验管理平台上获取，具体网址可询问伦理委员会办公室相关人员。

18 伦理委员会已批准的招募广告内容发生了变更，是否需要重新审查或者备案？

招募受试者的方式和信息的任何变更，都需要根据伦理委员会的要求重新递交审查或者备案。

19 某肿瘤项目方案规定受试者肿瘤进展不需要上报严重不良事件，但临床研究协调员已上报，应如何解决？

按照项目要求，如需要撤回，则按严重不良事件撤回流程执行，即上报 SAE 总结报告，在正文中描述撤销 SAE 的原因，并报告至相关单位或部门。

20 药检报告是否必须在研究药物送达研究中心前完成伦理备案？

现行法规中未对药检报告备案或审查要求进行明确规定，故药检报告不是必须经过伦理审查或批准后才能使用的文件。药检报告备案或审查应遵循研究中心对于药物管理的相关标准操作规程（Standard Operating Procedure，SOP）要求。

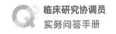

伦理批件已过有效期，但未能及时获取延长批件效期的批件或伦理意见函，在此期间在组的受试者是否应该继续随访？

研究负责人应至少在批件到期前一个月递交延长批件有效期的申请，若因特殊原因逾期未能获取批件或伦理意见函，需及时与伦理委员会办公室进行沟通。通常为保护受试者权益和安全，在组受试者应继续随访，但不能筛选新的受试者。

更新后的电子数据采集系统，是否需要伦理备案后才可以录入数据？

是的。电子数据采集（Electronic Data Capture，EDC）必须经伦理备案后才可录入数据。

试验过程中受试者因发生不良事件进行治疗，治疗费用可以报销吗？

治疗费用是否可以报销取决于该不良事件是否与临床试验相关。若该不良事件与临床试验相关，由申办方给予免费治疗及损伤赔偿；若该不良事件与临床试验无关，申办方对产生的费用不予报销。

某临床研究有两位主要研究者，在伦理资料递交备案时，"CRA to PI"及"PI to EC"页面中，PI 签名是否仅需其中一位 PI 签署即可？

PI（Principle Investigator）即主要研究者，也是通常所说的项目负责人。法规对上述问题无相关要求，按照申办方、研究机构及本院伦理委员会的相关标准操作规程的要求进行签署。

25 伦理委员会的结题审查与机构办公室盖章关闭中心的先后顺序是什么?

各中心流程可能存在差异，具体根据各中心的要求执行。一般进行先伦理结题审查，之后进行机构费用结算并盖章关闭中心。

26 伦理意见函和批件的区别是什么?

根据《药物临床试验伦理审查工作指导原则》，伦理委员会审查后需形成书面的伦理审查意见或批件。一般情况下，若审查结果为同意，则需要出具书面伦理审查批件，也可称为批准函；若审查结果为其他意见，则需要出具书面的伦理审查意见，也可称为意见函。实际上，意见函和批件都是伦理委员会审查后出具的书面审查结论。

27 药物临床试验申请书递交可以晚于本院递交伦理的时间吗?

按照机构立项和伦理申请的相关标准操作规程规定进行，通常是先递交临床试验申请书在机构立项，再向伦理委员会提交初始审查申请。

（漆林艳）

第三节 人类遗传资源管理

1 什么是人类遗传资源?

人类遗传资源包括人类遗传资源材料和人类遗传资源信息。人类遗传资源材料：指含有人体基因组、基因等遗传物质的器官、组织、细胞等。人类遗传资源信息：是指利用人类遗传资源材料产生的人类基因、基因组数据等信息资料。详见图 3-4。

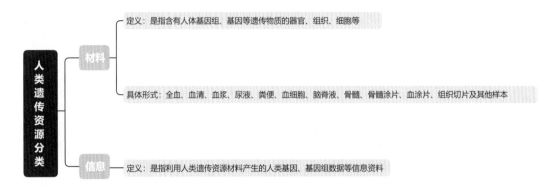

图 3-4　人类遗传资源分类

2　为什么要对人类遗传资源进行严格管理？

人类遗传资源是人类的"生命说明书"，又是探索人类未来的"密码"。随着生命科学的发展，人类遗传资源正成为一种重要的战略资源，可以转换为国家实力，获得国家权力竞争中的非对称优势，从而保障国家安全。同时人类遗传资源又是稀缺资源，具有数量上的稀少性，种类上的不可替代性，可谓是无价之宝。我国人口基数大、民族多、疾病类型多、家系多，具有丰富的人类遗传资源。无论是促进科学研究、守护公众健康，还是维护国家安全和社会公共利益，人类遗传资源都是一个巨大的宝藏。如果忽视对遗传资源的保护，不但会痛失巨大的市场经济利益，在相关核心领域研究中受制于人，甚至会危及公共健康安全、种群安全及国家安全。因此，大力保护人类遗传资源，防止人类遗传资源非法传递，规范基因编辑等医学研究，严格监管国外机构在华的遗传资源采集、收集、买卖、出口、出境等工作，是相当重要而且紧迫的任务。

3　目前我国人类遗传资源管理执行的法规是什么？

2019 年 6 月 10 日发布的《中华人民共和国人类遗传资源管理条例》。

4 人类遗传资源管理向哪里申请？

人类遗传资源管理需向科学技术部政务服务平台申请（网址：https: //fuwu.most. gov.cn/html/），路径为首页 – 服务事项 – 人类遗传资源管理。

5 需要人类遗传资源审批和备案的类型？

根据《中华人民共和国人类遗传资源管理条例》，人类遗传资源审批和备案的类型见图 3-5。

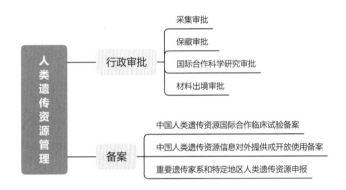

图 3-5　人类遗传资源审批及备案的类型

6 我国人类遗传资源管理历程是怎样的？

（1）监管缺失，人类遗传资源流失严重（1998 年以前）。我国具有相当丰富的人类遗传资源，但对于人类遗传资源的保护，我国落后于发达国家。在 1998 年以前，相关管理制度几乎一片空白，而当时发达国家已采取措施保护其人类遗传资源。

（2）制定法规，开始监管（1998—2010 年）。1998 年科技部和原卫生部（现国家卫生健康委员会）共同制定了《人类遗传资源管理暂行办法》（国办发 [1998136] 号）。科技部和原卫生部共同负责管理全国人类遗传资源，1998 年成立中国人类遗传资源管理办公室（以下简称"遗传办"），并于 1999 年开始开展"涉及人类遗传资源的国际合作项目"的行政审批工作。

（3）强化通知，加强监管（2011—2014 年）。2011 年和 2013 年科技部分别发布了《关于加强人类遗传资源保护管理工作的通知》和《科技部关于进一步加强人类遗传资源管理工作的通知》，两项通知均规定：利用我国人类遗传资源开展国际合作项目必须先由参与临床试验的中方单位进行申报，经审核批准后方可正式签约。因以通知的形式进行强制监管，当时也没有相应的指导原则来规定和指导申报，并未引起相关方的重视和申报数量的增加。

（4）发布指南，强制申报（2015—2017 年）。2015 年该项审批经国务院批准变更为"人类遗传资源采集、收集、买卖、出口、出境审批"，规定在 2015 年 10 月开始正式实施。为进一步理顺行政审批流程、规范行政审批行为，2015 年 7 月 2 日科技部公布了《人类遗传资源采集、收集、买卖、出口、出境审批行政许可服务指南》，规范和完善了我国国际合作临床试验中人类遗传资源管理审批工作。

（5）优化流程，简化申报（2017—2019 年）。2017 年 10 月 26 日，为加快此项工作审批流程，促进药品医疗器械创新，科技部制定了"为获得相关药品和医疗器械在我国上市许可，利用我国人类遗传资源开展国际合作临床试验的优化审批流程"，自 2017 年 12 月 1 日起施行。

（6）更加规范、合理的管理（2019 年—至今）。2019 年 7 月 1 日起实施的《中华人民共和国人类遗传资源管理条例》，进一步优化服务和规范管理，共建全过程监管链条，以便更好地保护和更合理地使用人类遗传资源。

我国人类遗传资源管理发展时间轴见图 3-6。

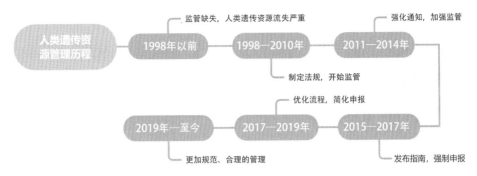

图 3-6　人类遗传资源管理发展史

 某一生物等效性临床试验项目在境外完成，之后在国内申报审批，该项目是否需要递交遗传办审批？

不需要。《中华人民共和国人类遗传资源管理条例》适用于采集、保藏、利用、对外提供我国人类遗传资源。该项目在境外完成，并未涉及我国人类遗传资源。

8 **某项目的申办方为外方单位，选用的中心实验室为中方单位，且已申请"中国人类遗传资源国际合作科学研究审批"，并获得批件。研究过程中发现某研究中心不能做 A 项目检查，需寄送至中心实验室检测，请问该项目是否需要再次申报遗传办？**

需要。由于 A 项目检查的检测单位有改变，需向遗传办递交"中国人类遗传资源国际合作科学研究变更申请"。

9 **某项目已经获得遗传办批准，执行过程中需新增样本，需要做哪些申请？**

在临床试验开展过程中，人类遗传资源样本数量变更属于重大事项变更。

（1）若该项目首次申请的是"中国人类遗传资源国际合作科学研究审批"，则应递交相应的变更申请。

（2）若该项目首次申请的是"中国人类遗传资源国际合作临床试验备案"，则合作方应当及时终止备案记录、上传总结报告，并根据重大事项变更情况进行重新备案。合作方在获得新的备案号后，方可开展国际合作临床试验。

（3）若该项目首次申请的有采集审批申请，则应提交采集变更申请。

人类遗传资源申报时的合作方指的是什么？

合作方是指参与合作的所有中方单位和外方单位。为获得相关药品和医疗器械在我国上市许可的临床试验合作方包括临床试验申办方、医疗机构（单中心或组长单位）、合同研究组织、第三方实验室等。

电子数据采集公司是合作方吗？

电子数据采集（Electronic Data Capture，EDC）提供商不实质性参与合作，不是合作方，但应在"其他单位"中填写。当 EDC 的服务器在国外时，会涉及数据对外提供备份备案审批。

为何目前大部分以上市为目的的药物临床试验均进行国际合作科学研究审批而不是备案？

"中国人类遗传资源国际合作临床试验备案"需同时满足 3 个条件：①为获得相关药品和医疗器械在我国上市许可；②在临床机构利用我国人类遗传资源开展国际合作临床试验；③不涉及人类遗传资源材料出境。目前较多的项目是使用申办方委托的中心实验室，不符合②的要求。

13 何种情况下属于在临床机构利用我国人类遗传资源开展研究？

上述问题包括两种情况：一是所涉及的人类遗传资源仅在临床机构内采集、检测、分析和剩余样本处理等；二是所涉及的人类遗传资源在临床机构内采集，由临床机构委托的单位进行检测、分析和剩余样本处理等，临床机构应与其委托的单位签署正式协议。

14 为何上市后药物临床试验均进行国际合作科学研究审批而不是备案？

上市后药物临床试验不是为获得相关药品和医疗器械在我国上市许可，不符合"中国人类遗传资源国际合作临床试验备案"的条件。

15 研究者发起的研究，能否进行人类遗传资源国际合作临床试验备案？

不可以。研究者发起的研究不以药品和医疗器械上市为目的，需进行国际合作科学研究审批。

16 某项目申办方为外资，且预计入组人数超过 500 例，仅申报国际合作科学研究审批，可以吗？

不可以。必须同时申报采集行政审批。

17 申办方作为申请人申报采集审批，可以吗？

不可以。采集审批的申请人必须为中方单位，且一般建议由临床试验机构申请。

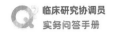
18 **免知情同意的样本需要申报遗传资源管理吗?**

是否需要进行遗传办相关审批申请,与是否免知情无关,而与申办方性质、样本数量、合作模式等有关。

19 **采集审批申请必须由组长单位申请吗?**

采集审批申请人必须是中方单位,多中心临床研究项目,一般由组长单位申请。

20 **承诺书、合作单位签章模板在哪里下载?**

在项目信息填写完成后,承诺书和合作单位签章模板系统自动生成。

21 **仅物流公司为外方单位,是否需要申请遗传办?**

不需要。

22 **国际合作临床试验备案是否有审批书?**

无行政审批决定书。

23 **国际合作临床试验备案无审批书,获得备案号即为成功吗?**

是的。国际合作临床试验备案经遗传办审查通过后会获得备案号,表示国务院科学技术行政部门认可备案材料符合《中华人民共和国人类遗传资源管理条例》的相关规定。

人类遗传资源管理办公室的联系方式及网站是什么?

联系电话: 010-88225151。邮件咨询: ycb@cncbd.org.cn。网址: https: //fuwu. most.gov.cn/html/zxbl/。

 同属于一个研究的国际合作申请和采集申请是不是应该用一个账号进行申报?

采集审批申请人必须是中方单位, 一般使用医疗机构研究者的账号, 国际合作审批申请可以由申办方或研究机构申请, 申请书中编号互相关联。

 某项目仅 SMO 公司有外资背景,该项目是否需要因此而申请国际合作审批?

不需要。当合作各方中有外方单位, 则需申请国家合作审评, 但 SMO 公司不在合作各方范畴中。

 参与单位如何进行国际合作临床试验备案?

一般先由组长单位提交国际合作临床试验备案申请, 待获得备案号后, 参与单位上传伦理批件和承诺书至网上平台即可。

28 **数据库是否需要到遗传办备份?**

如涉及人类遗传资源信息向外国组织、个人及其设立或者实际控制的机构提供或者开放使用, 应当向国务院科学技术行政部门备案并提交信息备份。

29 什么时间提交国际合作科学研究报告？

利用我国人类遗传资源开展国际合作科学研究，合作双方应当在国际合作活动结束后6 个月内共同向国务院科学技术行政部门提交合作研究情况报告。

 30 国际合作科学研究报告有无模板？

科学技术部政务服务平台人类遗传资源管理系统上有模板，在"国际合作科学研究审批""总结报告列表"中填写。

 31 未提交国际合作科学研究报告有何处罚？

国务院科学技术行政部门责令改正，给予警告，可以处 50 万元以下罚款。

32 遗传办账号注册类型有哪些？

遗传办账号可以是法人和自然人进行注册，相关人员的定义和权限为：

（1）自然人：基于出生而取得民事主体资格的人，包括本国公民、港澳台居民、外国公民和无国籍人等。如果以自然人身份注册，可以查阅有关信息、可以填报众筹等事项，并在法人授权许可的情况下，代替法人填报有关事项。

（2）法人：具有民事权利能力和民事行为能力，依法独立享有民事权利和承担民事义务的组织，包括企业法人、社会组织法人、机关事业单位法人。境内单位、港澳台地区单位、境外单位均可在本系统注册。如果以法人身份注册，可以办理人类遗传资源行政审批、可以申报科技计划项目等事项，而且可以指定有关用户进行代办。

33 带港资的企业属于外资企业吗？

属于。

34 某项目如果合作方有外资背景，但项目不需要采集生物样本，仅收集数据，是否需要遗传办审批？

人类遗传资源包括人类遗传资源样本和信息，因此仅收集数据也需要上报中国人类遗传资源管理办公室（简称"遗传办"）进行相关行政审批。

35 中国人类遗传资源信息对外提供，如何进行信息备份？

申请人登录信息备份网上平台（网址：https：//202.108.211.75）提交信息备份，并确定备份成功后获得信息备份号。

（漆林艳）

第四节　受试者隐私与权益保护

1 什么是个人信息和敏感个人信息？

根据《个人信息保护法》规定，个人信息和敏感个人信息分别为：

（1）个人信息：以电子或者其他方式记录的与已识别或者可识别的自然人有关的各种信息，不包括匿名化处理后的信息。

（2）敏感个人信息：一旦泄露或者非法使用，容易导致自然人的人格尊严受到侵害或者人身、财产安全受到危害的个人信息。敏感个人信息的种类，包括生物识别、宗教信仰、特定身份、医疗健康、金融账户、行踪轨迹等信息，以及不满十四周岁未成年人的个人信息。

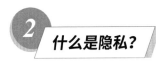

2 什么是隐私？

隐私是自然人的私人生活安宁和不愿为他人知晓的私密空间、私密活动、私密信息。

3 临床试验中为什么需要保护受试者个人信息和隐私？

受试者作为自然人，其个人信息和隐私受相关法律法规保护：

（1）《中华人民共和国个人信息保护法》规定自然人的个人信息受法律保护，任何组织、个人不得侵害自然人的个人信息权益。

（2）《中华人民共和国民法典》明确其个人信息和隐私受到法律保护。

（3）《药物临床试验质量管理规范》中明确应当保护受试者的隐私和其相关信息的保密性，包含受试者隐私信息的记录和文件应当被妥善处理和保存，直接查阅的任何一方应当按照相关法律法规，采取合理的措施保护受试者隐私，以及避免泄露申办者的权属信息和其他需要保密的信息。

4 医疗场景中常容易忽视的受试者隐私有哪些？

（1）患者身体的隐私部位、病史、身体缺陷、特殊经历、遭遇等隐私。

（2）患者在就诊过程中只向医师公开的、不愿意让他人知道的个人信息、私人活动及其他缺陷或者隐情。

（3）个人参加临床试验的意愿和事实、知情同意过程、采集并用于临床试验的含有受试者隐私的各类数据。

5 **临床试验过程中通常会收集的受试者个人信息主要包括哪些内容？**

临床试验过程中会收集的受试者个人信息包括：

（1）身份信息：受试者的姓名、性别、年龄或出生日期、职业、学历、婚姻状况、家庭住址、电话号码、证件（身份证号、护照号、社会保障卡号、医疗卡号）、住院号、门诊号、银行账户信息、签名、可推测或关联个人身份的信息、地理位置、电子邮箱、基因序列、面部图像、指纹、声音等。

（2）健康信息：受试者的疾病诊断与治疗用药、血型、家族疾病和遗传性疾病史等个人的医疗记录。

6 **临床试验过程中如何保护受试者个人信息和隐私？**

临床试验中主要保护受试者个人信息和隐私的措施如下：

（1）伦理审查、跟踪随访与监督。

（2）受试者招募时，尽量避免信息通过第三方公司或组织转介。

（3）知情同意书中应当包含有个人信息和隐私保护及相关权利受到侵犯时的维权等内容，并对受试者进行充分告知。

（4）营造隐私保护的随访环境，倡导"一医一患一诊间"。

（5）采取保密措施确保研究项目资料的保密性，如匿名化或编码。

（6）控制接触鉴认代码表人员。

（7）研究资料由专人管理，储存在有标识的带锁文件柜。

（8）凡是离开研究机构保存设施的临床试验资料，均应匿名化，不应含有可识别受试者身份的信息。

（9）严格规定临床试验相关文件的查阅权限；规范样本的采集、检测、运输和储存。

（10）规定发布临床试验结果时，受试者的身份信息仍应保密。

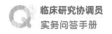
（11）加强参研人员在个人信息及隐私保密方面的管理和培训。

 知情同意书中，关于受试者个人信息和隐私保护应当包含哪些内容？

知情同意书中关于受试者个人信息和隐私保护的表述建议包含但不限于以下内容：①为什么要收集我的个人信息？由谁收集？②谁会接触我的个人信息？③如何保护我的个人信息？④将收集我的哪些个人信息？⑤将会如何使用我的个人信息？⑥我对我的个人信息具有哪些权利？⑦如果我想撤销使用我的个人信息的同意怎么办？

 哪些人可以接触鉴认代码表？

受试者姓名、住址等身份信息和与之对应的代码登记在"鉴认代码表"中，无论是项目进行阶段还是结题归档，主要研究者应严格控制接触鉴认代码表的人员，由授权人员填写并保管，非授权人员查看鉴认代码表应做好查阅记录。

 哪些人可以查阅临床试验信息和受试者信息？

在临床试验的信息和受试者信息处理过程中应当注意避免信息的非法或者未授权的查阅、公开、散播、修改、损毁、丢失，需注意以下3点：

（1）只有研究者和研究组成员可按照工作授权在必要范围内查询代码对应的受试者信息。

（2）仅在不违反保密原则和相关法规且工作必须的前提下，监查员、稽查员、伦理委员会和药品监督管理部门检查人员可以查阅受试者的原始医学记录，以核实临床试验的过程和数据。

（3）任何人被获准查询前，管理员均应核对其有效身份，以确保试验资料的保密性。

临床试验样本管理时，在个人信息和隐私保密方面应注意哪些问题？

（1）涉及医学判断的样本检测实验室，应当符合相关规定并具备相应资质。

（2）临床试验中样本的采集、检测、运输和储存应当保证保密性。

（3）禁止实施与伦理委员会同意的试验方案无关的生物样本检测。

（4）临床试验结束后，剩余标本的继续保存或者将来可能被使用等情况，应当由受试者签署知情同意书，并说明保存的时间和数据的保密性问题，以及在何种情况下数据和样本可以和其他研究者共享等。

对于需要特殊保护的受试者，隐私保护要注意什么？

某些特殊受试者如因艾滋病史、认知障碍及家族遗传病史，其维护自身意愿或权利的能力可能存在不足或者丧失，其隐私泄露可能会遭到社会排挤或偏见，更易导致心理危害或社会危害，应在知情同意及伦理审查方面给予该类受试者特殊的考虑。该类特殊受试者的隐私保护需注意：

（1）伦理审查应聘请相关专业背景的委员或吸纳倡导特殊受试者权益保护的人士，评估受试者隐私保护和敏感信息保密的措施；有条件的伦理委员会可组织实地访查，审查知情同意过程的规范性。

（2）执行知情同意时更应注意知情方式和语言，完善知情同意的程序，如艾滋病受试者，对知情告知及随访的场所与时间应有更高的要求，需注意在场人员的权限和保密性，防止因隐私泄露造成对受试者的伤害。

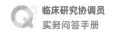
 当项目涉及生物样本转移时，应当如何保护受试者个人信息和隐私安全？

在符合人类遗传资源管理相关法律规定和程序的前提下，转移生物样本应签署协议明确所涉各项工作内容的相关责任方，明确说明"保护受试者个人信息和隐私安全的责任"，方可转移生物样本，以确保生物样本的可追溯性。转移协议还应根据知情同意内容规定生物样本库的使用范围，以及使用完毕后的状况及去向。

 研究中受试者数据的二次使用是否需要再次知情同意？

拟对已存储的受试者数据进行二次使用，其预期用途、风险管控及数据的可识别性特征须符合原知情同意的范围，由伦理委员会审查研究目的、保密条件和知悉范围，并判断是否需要再次知情同意。

 使用网络环境和数字化工具收集数据时，应如何做好受试者个人信息和隐私保护？

尽管网络环境中有很多信息和数据是公开状态，但数据主体在发布时可能并未设想过该数据会被用于研究，也往往不太了解自己的数据会被如何储存和使用。尤其是当研究中交叉使用了多个来源数据集后，可能会进一步地增加数据主体的身份被识别的风险，从而导致隐私的泄露。

因而，在使用网络环境和数字化工具获取数据用于研究时，研究开始前应先对隐私风险进行充分评估，并制定相应的安全措施以降低隐私风险，获得合理的数据使用授权后方可进行研究。在研究过程中，进行"全程预测、控制、监察和审查数据的使用及其交互影响"。

通过公共网站收集已存在的数据时，在受试者个人信息和隐私保护方面应当注意什么？

研究者通过公共网站收集已存在的个人和群体的数据时，仍须承担尊重隐私和降低风险的义务，若无法与数据主体直接沟通，至少应获得网站所有者的许可，告知研究意图，并确保符合网站公布的使用条款。

 中心化监查时，应当如何保护受试者个人信息和隐私？

应当制订中心化数据监查相关的监查规范和标准操作规程，如监查的原始文件副本的管理和处置。中心化监查的监查范围应当与监查计划或规定的范围一致，建议侧重于监查受试者的安全和数据一致性。与研究中心商榷远程访问受试者电子原始记录的程度，传输前对受试者身份信息进行脱敏。

 隐私泄露的补救措施有哪些？

一旦发生个人信息和隐私泄露，可有以下补救措施：
（1）撤销对个人信息使用的同意。
（2）对泄露信息责任人的处罚。
（3）对造成严重后果的侵权赔偿主张。

 研究各方在保护受试者个人信息和隐私中的职责是什么？

（1）在研究准备阶段，研究者应着重关注研究方案中受试者隐私保护的措施，制定细致可行的隐私保护方法及细则。

（2）在研究进行阶段，研究者应督促其他研究人员（如研究护士、研究协调员、研究监查及稽查人员等）对受试者隐私进行保护。

（3）在研究完成阶段，研究者应确保给申办方、伦理等的资料，均无可直接或间接识别患者身份的敏感信息，并注意为配合研究结果发表而公开研究数据时（如在公共数据库、研究注册网站等），同样需要事先对涉及受试者隐私的信息予以脱敏和加密。

 19 受试者的姓名缩写属于个人隐私吗？

《中华人民共和国个人信息保护法》中对去标识化和匿名化定义如下：

（1）去标识化：通过对个人信息的技术处理，使其在不借助额外信息的情况下，无法识别或者关联个人信息主体的过程。

（2）匿名化：通过对个人信息的技术处理，使得个人信息主体无法被识别或者关联，且处理后的信息不能被复原的过程。个人信息经匿名化处理后所得的信息不属于个人信息。

根据概念，匿名化的安全程度更高，且匿名处理后的数据不属于个人信息；而受试者姓名缩写属于去标识化的数据，强调其对内容的处理，但在特定的环境下可被识别，因此仍属于个人隐私的范畴。

 20 受试者个人信息和隐私保护普遍存在的问题有哪些？

（1）缺乏隐私保护意识。

（2）缺乏有效审查监督。

（3）存在隐私保护薄弱环节。

（4）松散的电子病历及数据库权限管理。

21 **临床研究协调员在办公时应如何避免受试者个人信息和隐私泄露?**

（1）建立良好的电脑桌面使用习惯，离开或暂时不使用电脑时启用锁屏或关机。

（2）必须向申办方或其他第三方发送受试者信息时，应进行脱密处理后方可发送。

（3）妥善保管访问临床试验系统、医院诊疗系统的账号和密码，确保只能由授权且有资质的相关工作人员查看。

（漆林艳）

第五节　研究中心筛选

什么是研究中心筛选?

目前绝大部分临床试验都是多中心临床试验，少则3～5家中心，多则40～50家中心，甚至上百家中心。申办者需要在符合资质要求的医疗机构中，挑选出有意愿参加且有能力完成临床试验任务的各分中心单位，该过程称为研究中心筛选。

2 **中心筛选的目的是什么?**

（1）选择合适的中心。

（2）与研究中心及研究者取得联系。

（3）了解每个中心的特定要求。

（4）识别中心之间的差异，规避风险。

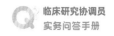

研究中心筛选有哪些方式呢？

研究中心筛选可以通过牵头主要研究者（Principle Investigator，PI）、相关医学协会或学组推荐、国家药品监督管理局药物 / 器械临床试验机构备案信息系统查询等方式进行。研究中心可以是申办者自己筛选，或者委托合同研究组织（Contract Research Organization, CRO）或现场管理机构（Site Management Organization, SMO）筛选。

什么样的中心能够选为研究者中心呢？

中心筛选的第一步是在众多有能力承担临床研究的中心中筛选出与申办方有合作意向，且相对适合项目方案的"候选中心"，对这些中心的筛选因素主要考虑：

（1）相关适应证领域的专家且具有一定的影响力。

（2）主要研究者和研究团队有足够的临床经验和完善的培训。

（3）研究者有充足的时间和精力。

（4）研究中心有相应的场地和设备等。

（5）研究者有良好的动机（对临床研究有兴趣而非完全出于利益）。

（6）研究机构和研究者具有良好的合作和沟通意愿。

研究中心筛选的相关内容详见图 3-7。

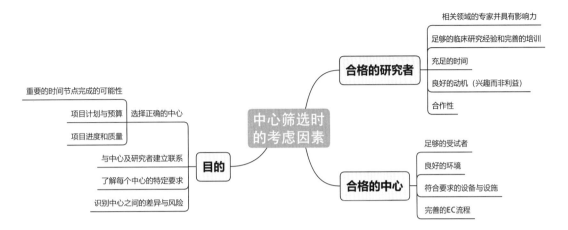

图 3-7　筛选正确的研究中心需考虑的因素

 SMO 筛选研究中心的优势在哪里?

由 SMO 公司来筛选研究中心的优势包括:

(1) 地域覆盖面大: SMO 因承接项目的需要, 各地区都分布有临床研究协调员, 能接触到大量的研究中心, 对研究中心的能力和效率比较了解, 有利于本地研究中心的筛选。

(2) 沟通更高效: 临床研究协调员日常与机构办公室和伦理委员会办公室沟通交流较多, 可以现场完成筛选中心的任务, 获得更详细的信息。

如何获知某研究中心专业及主要研究者是否具有相应的资质?

根据目前国家药品监督管理局的要求, 开展药物临床试验和医疗器械临床试验的机构和专业均必须在"药物和医疗器械临床试验机构备案管理信息系统"中进行备案, 该系统对公众开放查询功能, 因此可以在该系统中进行查询, 初步了解哪些医院的哪些专业和主要研究者 (Principle Investigator, PI) 具备相应的资质。

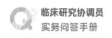

7 可以通过哪些方式对目标研究机构进行初步筛选？

如果研究机构有对外工作邮箱的，建议先通过邮件与研究机构办公室取得联系，简要介绍项目的基本情况，同时附上方案摘要（如许可），以供研究中心了解项目，并写明希望研究中心回复的时限要求。

如果研究中心只有对外工作电话的，则通过电话与研究中心的机构办公室取得联系，在电话中进行关键信息的介绍，同时按机构办公室的要求提供相关文件资料。

8 如何与意向的研究中心预约访谈？

在获得研究中心初步筛选的信息后，应对有意向的研究中心预约进一步访谈。中心筛选访谈可以是电话、邮件或者实地拜访。访谈时间、形式及要求需事先通过邮件、电话或驻点临床研究协调员与研究中心进行预约或确认。

9 在筛选中心访谈前，应该做哪些准备？

筛选中心访谈前做好精心的准备，可以与研究者和研究机构建立良好的信任关系，有利于项目的良好推进，相关准备工作包括：

（1）按类别设计相关的访视问卷，如机构问卷、伦理问卷、项目组问卷等，内容不可过于烦琐，以免忽视重点；查询研究中心是否有对外公布的相关信息，对已知的信息，不需在访谈时再次询问，以免浪费时间。

（2）提前准备方案简介、保密协议。如果研究者需要提前阅读方案，建议以加密邮件的形式发送。拜访当天，应在开始收集研究的相关信息前，签署保密协议。

（3）提前熟悉研究流程和方案。对于访谈过程中无法回答的问题，应及时记录，向申办方或者项目组了解后，及时反馈给机构和研究者。

研究中心调研的相关流程包括哪些内容？

调研指通过各种调查方式收集信息或数据，并进行一定的统计分析，为决策做准备。研究中心的调研流程和内容详见图 3-8。

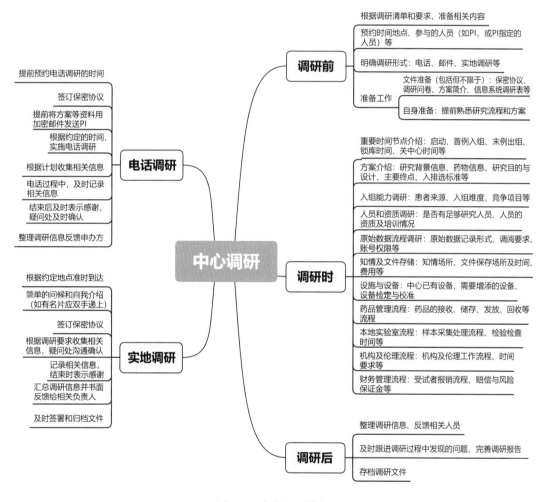

图 3-8　中心调研流程

与机构办公室和伦理委员会办公室访谈时，应该注意哪些问题？

机构办公室和伦理委员会办公室管理着研究中心的所有临床试验项目，既了解相关法律法规，又熟悉本中心的临床试验所有流程，通过与他们的访谈，可以整体掌握该中心的临床试验管理情况，有利于项目的推进。

（1）对于新备案的机构或专业，应全面询问调研问卷中的相关问题，并做好详细记录，为事后评估提供依据。

（2）新合作的研究中心，需详细了解其工作流程，掌握重要环节的工作时限要求，以及医疗相关的信息系统等。

（3）合作过的研究中心，已经了解其工作流程的，可以简化访谈内容，重点确认立项、伦理、合同签署等时间安排。

12　与研究专业组访谈时，应该注意哪些问题？

专业组是项目的实施者，访谈对象应是 PI 或次级研究人员（Sub-Investigator, Sub-I）。了解专业组参加临床试验的意愿和配合度是至关重要的。围绕该临床试验的目标适应证，了解该专业组的目标患者数量、临床试验经历和能力，以及本项目实施可能存在的困难等进行调研。如果有机会，可以通过参观该专业组的临床试验相关工作场所，了解其开展的项目，以观察其是否能按《药物临床试验质量管理规范》要求规范开展项目。

13　完成研究中心调研后，应该如何整理资料？

完成交派的中心筛选调研任务后，应将被筛选的研究中心情况进行汇总，列明各中心的优势和劣势，可分别从综合实力、意向性、专科优势等多维度进行排序，为申办者或 CRO 决定优选哪些研究中心做参考。

（王飞）

第六节　中心启动准备与协助

临床试验中心启动前临床研究协调员需配合各方完成哪些准备?

临床研究协调员(Clinical Research Coordinator, CRC)需配合的准备工作包括:常规准备工作、物资和文件准备、启动会准备等,其中重点落实人员、时间、场地、材料、餐饮准备。详见图 3-9。

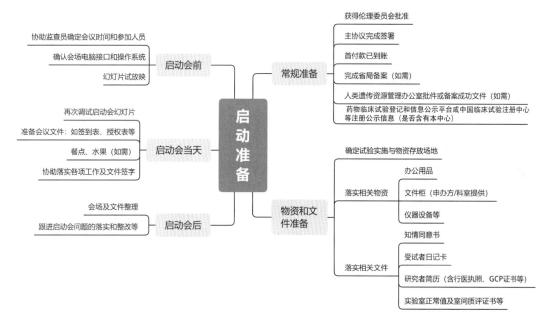

图 3-9　临床试验启动前需完成的准备

什么是项目启动前模拟?

为了项目实施过程顺利,召集相关人员就项目的本地化和可操作性做一个预演练的过程。

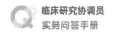
3　项目启动前模拟有什么意义?

项目启动前模拟的意义包括:

(1) 查漏补缺: 如查对本地检验检查是否涵盖方案规定的所有项目, 中心的检验检查报告是否涵盖病例报告表 (Case Report Form, CRF) 所需填写的每个细项, 检查结果的报告单位是否一致等。

(2) 完善制度和标准操作规程: 通过表单等的模拟填写可查对制度及标准操作规程 (Standard Operating Procedure, SOP) 的完整性及可操作性, 需重点关注试验用药品及样本管理所涉及的制度及 SOP 里的要素是否在相应的记录表单中已正确体现。

(3) 达成团队共识: 通过对方案解读及流程梳理多方达成一致的意见。

(4) 人能力提升: 提升临床试验操作人员的沟通能力, 专业素养。

建议每个中心在项目启动前均应开展启动前模拟工作。

4　如何实施项目启动前模拟?

(1) 召集模拟所需人员, 做好分工协调: ①临床研究监查员 (Clinical Research Associate, CRA) 或申办方相关人员, 解读方案、阐述流程及各项记录要求; ②机构质控人员, 熟悉方案、了解项目质控要点; ③临床研究协调员或研究相关人员, 熟悉方案、梳理流程、表单试填、发现问题。

(2) 针对方案要求, 逐项落实: ①方案本地可操作性; ②流程合理性; ③表单完整性。

5　流程合理性需要关注哪些重点问题?

(1) 试验流程的特殊规定在试验中心能否实现, 如何实现的问题。例如: 项目需要有拍照、摄影等特殊要求的, 图片和视频等文件的传输、储存实施是否顺利? 对该类文件进行判读、评价是否有相关规定？是否有相应的、可在试验中心可操作的 SOP？

（2）受试者随访流程合理性问题。例如：根据筛选及访视间隔时间考虑知情同意时间的选择，筛选及访视能否完美避开节假日，相应的时间段里是否有合适的研究者，研究者是否有足够的时间等。

表单完整性需要关注哪些重点问题？

（1）方案的各项内容是否表单中都有相应的记录位置。

（2）记录表单的要素是否齐全，是否符合相应制度及 SOP 的规定。

（3）各类记录之间的一致性，是否存在重复记录。

（4）各类表单的填写人、填写时间、填写要求及填写份数是否有相应要求。

对于儿科临床试验，启动模拟时，在流程梳理方面有哪些特殊关注点？

（1）知情同意书的版本：因儿童认知能力及年龄不同有不同版本，如监护人版、儿童版，在启动模拟时需确认正确的版本。

（2）知情同意书的签署要求：在启动模拟时需确认监护人是双签还是单签？是否可以电话知情？什么情况下需要儿童自己签？例如：某项目试验周期为 2 年，规定 8 岁以上儿童需签署"≥ 8 岁未成年人版知情同意书"，8 岁以下儿童需用"＜ 8 岁未成年人版知情同意书"进行知情告知，需确认入组时年龄 7 岁的儿童的知情同意的版本使用及签署要求。

（3）人口学信息的收集：因儿童受试者的监护人需证实身份，故在启动模拟时需根据项目的特色评估人口学信息收集的难易程度及解决办法，一般住院受试者比门诊受试者容易获得，还需考虑单亲或失婚家庭（人口学信息获取较难）、福利院儿童等特殊情况；尤其是受试者为新生儿的临床试验项目在设计表格的时候按传统思维，未考虑到新生儿没取名字或治疗期间未取名上户口；或住院时无姓名，出院时已取名的情况。

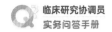

（4）监护人陪同受试者访视：需考虑监护人是否有充足的时间来配合随访，还需特别关注访视窗窄的进行访视安排，尤其是受试者为学龄儿童时，还得考虑儿童的学业及假期时的兴趣班等安排。因此，在启动模拟时应让团队人员充分了解项目的特色，讨论应对的措施。应对监护人的充分告知，并将研究团队的人员安排与项目特色相匹配；还有一种情况是，受试者监护人不是受试者的日常护理人，需特别关注其提供的信息（如合并用药）的正确性。

（5）依从性管理的挑战：因儿童为受试者的临床试验项目会遇到监护人之间或受试者意见不一致、监护人或受试者拒绝用药、多次采血导致监护人或受试者抗拒等问题，在启动模拟时要根据项目特色做一些防范措施来增加受试者家庭对参加临床试验的认可度，比如是否有充分的受试者教育卡、图、视频？怎样让随访省时高效且充满趣味？

（6）受试者管理：儿童是疾病易感人群，同时又是一个家庭的重点保护对象。在启动模拟时需筛查所有给受试者使用的文件、物资等，是否存在不安全的因素，当前是否设置避免儿童误服、误用的措施；是否安排了受试者监护人及护理人的培训教育环节等。

（7）生命体征的信息收集：需考虑最小伤害及儿童年龄和认知的区别。

（8）主观量表的设计：由儿童完成的主观量表，需与儿童的认知能力匹配；由监护人完成的主观量表，在试验期间应尽可能由同一个监护人来完成。

8 对儿科临床试验，受试者信息收集时的特殊关注问题有哪些？

儿科临床研究，受试者信息的收集有其特殊性，例如：

（1）新生儿的姓名：受试者为新生儿的临床试验项目在设计表格的时候按传统思维，未考虑到新生儿没取名字或治疗期间未取名上户口；住院时无姓名，出院时已取名的情况。

（2）筛选期长的药物临床试验项目，当试验用药品按体重给药时，体重的选择：是选用知情同意那天的还是筛选随机日当天的？（一般方案都有明确规定）。

（3）离异、丧偶、再婚的监护人，人口学信息的获取困难。

（4）生命体征的信息收集：需考虑最小伤害及儿童年龄和认知的区别，比如3岁以下不要求收集尿常规的数值，不做心电图检查等。

（5）受试者监护人不是受试者的日常护理人，提供的信息如合并用药、不良事件不正确或不完整。

（6）主观量表的设计：由儿童完成的，需与儿童的认知能力匹配；由监护人完成的，在试验期间应尽可能由同一个监护人来完成。

 某项目启动前相关事宜均完成，但主要研究者出差未归故暂未开启动会，目前有一例符合方案的患者，请问此时是否可以知情筛选患者？

启动会主要的目的是落实培训和各方准备是否到位，不是知情筛选开始的标志。当出现上述问题情况时，建议按照各中心制度和 SOP 操作。2020 版《药物临床试验质量管理规范》（Good Clinical Practice，GCP）第四章第十六条规定，研究者应当具备的资格和要求包括：具备临床试验所需的专业知识、培训经历和能力；熟悉申办者提供的试验方案、研究者手册、试验药物相关资料信息；熟悉并遵守本规范和临床试验相关的法律法规；保存一份由研究者签署的职责分工授权表。

 项目启动前 CRA 寄过来文件交接单记录已寄送 10 份知情同意书，但实际只收到 9 份，临床研究协调员是否可以自行打印一份？

知情同意书等重要交接均需根据实际数量做好记录和签收。如果需要打印知情同意书应保留与 CRA 的沟通交流记录，确认版本正确、内容无误。

 被授权的研究者需要具备哪些条件？

2020 版 GCP 第四章第十六条规定：研究者和临床试验机构应当具备的资格和要求包括：

（1）具有在临床试验机构的执业资格；具备临床试验所需的专业知识、培训经历和能力；能够根据申办者、伦理委员会和药品监督管理部门的要求提供最新的工作履历和相关资格文件。

（2）熟悉申办者提供的试验方案、研究者手册、试验药物相关资料信息。

（3）熟悉并遵守本规范和临床试验相关的法律法规。

（4）保存一份由研究者签署的职责分工授权表。

12　需要收集所有参加启动会人员的最新工作履历和相关资格文件吗？

不需要。工作履历和相关资格文件只需收集被授权参与临床试验的研究团队成员即可。参加启动会的人员中除研究团队成员外，很可能还有机构办公室管理人员，申办者，合同研究组织、现场管理机构等相关人员。

13　主要研究者一般在什么时候生成"职责分工授权表"？

临床试验立项时一般机构均会要求主要研究者（Principle Investigator，PI）组建好临床试验团队，并进行研究人员的初步授权和分工。正式的"职责分工授权表"一般使用申办方或CRO公司提供的表单，并在启动会前或会上生成。但是，实际操作过程中，申办方或者CRO会提供一份项目要求的临床试验"职责分工授权表"，这个表单一般会在启动会上生成。

14　如果试验进行期间有新的研究者加入，或者研究者有新增授权需求，应怎么授权？如果试验进行期间某研究者有新增授权，应如何处置？

建议经PI确认后，在职责分工授权表中分别增加相关授权，并注明起止时间。

15 **某试验物资在启动前送达，由中心某研究者接收，问此研究者的授权开始日期是哪一天?**

研究团队人员未经 PI 授权之前，不能从事相关临床试验工作。如涉及物资接收及药物接收的人员，可以在伦理委员会批准和协议签署后由主要研究者提前授权物资接收及药物接收。

16 **PI 所负责的科室有 1 名在读博士生，其具有 GCP 证书，但尚未获得执业医师证书，该博士是否可以被授权为研究者?**

不能。依据 2020 版 GCP 对研究者和临床试验机构应当具备的资格和要求包括：具有在临床试验机构的执业资格；具备临床试验所需的专业知识、培训经历和能力。但该博士生经过培训后，可以考虑作为临床研究协调员参与研究工作。

17 **规培医师可以被授权做研究者吗?**

对照 2020 版 GCP 第四章第十六条规定，查看规培医师是否满足研究者的条件，如果满足才能被授权。需特别关注 GCP 中有关规培医师的内容，具体如下：

（1）是否具有在该临床试验机构的执业资格。

（2）具备临床试验所需的专业知识、培训经历和能力。

（3）是否经过 GCP 培训并获得证书。

（4）是否有充足的时间参与临床试验（考虑在本科室规培时长）。

（5）计划授权哪些内容的合理性。

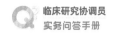
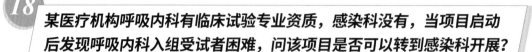

18 某医疗机构呼吸内科有临床试验专业资质，感染科没有，当项目启动后发现呼吸内科入组受试者困难，问该项目是否可以转到感染科开展？

不可以直接转到感染科，但可以与感染科研究者合作，对感染科研究者进行培训，呼吸科的 PI 授权感染科研究者协助受试者招募的工作。但参与临床试验的受试者最好还是在有资质的呼吸科进行管理和治疗。

19 IV期项目的研究者是否可以被授权药品管理？

可以。根据 2020 版 GCP 规定：研究者和临床试验机构对申办者提供的试验用药品有管理责任。研究者和临床试验机构应当指派有资格的药师或者其他人员管理试验用药品。ICH-GCP 规定：

（1）在试验单位，试验用药品计数的责任归于研究者和研究机构。

（2）只要允许或需要，研究者、研究机构可以将试验用药品计数的责任部分或全部指派给在研究者或研究机构监督下适合的药师或其他适当人员。

20 本中心的研究护士已收集到护士执业证书，是否还需额外收集护士资格证书？

一般情况不需要，除非申办方有特殊要求。根据《护士执业注册管理办法》规定，申请护士执业注册需具备的必须条件之一为：通过卫生部组织的护士执业资格考试。因此，护士必须先取得护士资格证书后才会有可以在有医疗机构的护士执业证书医院进行注册。

21 **若研究团队的某位护士的执业地点为非本研究中心，是否可以被授权研究护士参与本中心试验？**

不能。根据《护士条例》，未在本研究中心注册的研究护士，不得参与护理活动，故此类人员不得授权研究护士参与临床试验，但可以授权该护士非护理相关的其他临床研究协调员的职责。

22 **某项目非盲和盲态的临床研究协调员已经分别参加了启动前的培训，但是由于非盲临床研究协调员人员变动，项目组计划让盲态临床研究协调员来接替非盲工作，另外新增一位盲态临床研究协调员，这样是否可行？**

（1）已启动项目的非盲临床研究协调员不可以调整为盲态临床研究协调员。

（2）如项目在启动准备阶段，且非盲人员的培训中并不涉及破盲的相关信息，可以考虑更换，但调整前还需考虑人员更换可能造成破盲的风险，如各类账号是否申请切换等，避免非盲临床研究协调员已转为盲态临床研究协调员还能收到非盲相关方面的信息。

23 **某项目在质控中发现，临床研究协调员的简历签字时间晚于授权时间，这样是否合规？**

不合规。简历的签字日期应早于研究人员授权日期。参与实施临床试验的每一个人应当在受教育、培训和经验方面都有资格完成他的预期任务。主要研究者只有在审阅完成所有团队成员简历后，才能做出合适的授权。

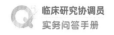

24 **如果研究者被授权但是没有实际参与临床试验，相应的资质文件（如简历、GCP 证书等）是否需要收集？**

需要。因为主要研究者需要确认该团队成员是否有相应资质才能进行授权。如果一直未参与试验，可以根据实际情况删除授权。

25 **临床研究协调员在实际工作中会负责伦理资料的递交，如果没有被授权可以吗？**

如在协议中明确涉及协助递交伦理资料的服务内容，则需要被授权。除非协议中不涉及伦理递交的任务或有特殊情况。

（李春梅　陆丹丹）

第七节　合同与票据

1 **什么是临床试验合同？**

临床试验合同，是参与临床试验的双方或三方以上当事人之间所形成的契约。临床试验合同应当明确试验各方的责任、权力和利益，以及各方应当避免的、可能的利益冲突。合同的试验经费应当合理，符合市场规律。申办者、研究者和临床试验机构应当在合同上签字确认。

2　临床研究合同包含哪些要素？

（1）当事人信息和研究题目。

（2）各方职责。

（3）合同履行的期限与金额。

（4）合同履行与付款。

（5）文献发表及专利归属。

（6）试验经费。

（7）利益冲突。

（8）争议解决等。

3　如何加快临床研究机构合同的签署流程？

每个中心的合同签署流程及要求可能不同。要加快临床研究合同的签署流程，最重要的是充分考虑到各方关注的关键点，准备好合同的初稿。

（1）了解机构的合同签署和盖章流程。

（2）了解中心合同签署的要求、接受的合同模板、审核部门、审核时间、协议份数、签订顺序等。

（3）了解机构收费标准和项目，尤其是管理费、质控费、税费等。

（4）关注机构的审核重点，如受试者赔偿、隐私保护、违约责任、知识产权、生物样本管理等内容。

（5）了解合同审核和签署的进度并及时反馈给合同各方。

普通发票与专用发票的区别?

普通发票是指在购销商品、提供或接受服务及从事其他经营活动中，所开具和收取的收付款凭证，简称普票。任何单位和个人在购销商品、提供或接受服务，以及从事其他经营活动中，除增值税一般纳税人开具和收取的增值税专用发票之外，所开具和收取的各种收付款凭证均为普通发票。

专用发票的全称为增值税专用发票，简称专票，是由国家税务总局监制设计印制的，是供增值税一般纳税人（以下简称一般纳税人）生产经营增值税应税项目使用的一种特殊发票。它不仅是一般的商事凭证，还是计算抵扣税款的法定凭证。

普票和专票的主要区别有：

（1）专票能抵扣税款，而普票不可以抵扣。

（2）开具发票时，专票需要购货方详细的开票信息（含单位名称、税号、地址、电话），普票则只需单位名称和税号。

一般来说，医疗机构开具的均是普票。如果有特殊要求需要开具专票，需和机构财务沟通。

临床研究协调员需特别关注临床试验合同上哪些信息?

临床研究协调员需特别关注临床试验合同上有关临床试验的费用相关信息，例如：合同价格、打款时间和进度、受试者的补偿费和检查费，以及合同的受试者补偿与知情同意书表述一致性等。

临床研究协调员在办理临床试验票据时的注意事项有哪些?

（1）收集正确信息：医疗机构的开票流程、税务票据类型（增值税专用或普通发票，电子或纸质发票）；申办方的开票信息（如开票单位、税务识别号、地址、电话、开户行和账号）；备注内容的要求；各方邮寄地址、联系人电话及邮箱。

（2）核对一致性：申请开票前核对入账金额与合同的一致性。

（3）跟进接收：跟进付款方发票的接收。

知情同意书的受试者交通补贴金额与临床试验合同信息不一致怎么办？

当发生知情同意书的受试者交通补贴金额与临床试验合同信息不一致时，实际支付给受试者的补贴金额应以知情同意书为准，并且临床研究协调员应告知协议各方重新签订补充协议，修正金额。

临床研究协调员寄送给申办方或临床研究监查员的发票遗失，怎么办？

临床研究协调员应该做好票据和文件的管理，特别是重要往来文件应做好记录，建议发送快递时保留快递单或其复印件；可用自己整理的表格记录文件类型、生成日期、交接日期、交接方式、交接人等信息，以便在文件丢失或找不到的情况下可以溯源。如果出现发票遗失等情况，建议咨询医疗机构财务部门，向财务说明情况申请补打发票。

临床试验的检查费可以由申办方直接支付给临床研究协调员，然后再由临床研究协调员给予受试者吗？

不可以。具体原因如下：

（1）临床研究协调员以个人名义与申办方建立财务关系不合规。

（2）2020版《药物临床试验质量管理规范》要求，受试者的知情同意相关资料中应说明受试者补偿的信息，包括补偿方式、数额和计划。临床试验的检查费是否免费以及支付方式应按照知情同意书执行。

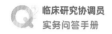

（3）建议临床研究协调员按照各医疗机构财务管理要求以合适的方式及时支付检验检查费。

 10 为了更好地管理受试者，受试者交通补贴能否在出组时一次性支付？

受试者交通补贴应按照知情同意书中约定的数额和计划及时进行支付。

 11 什么是临床研究协调员三方协议？

一般发生在申办方和现场管理机构（Site Management Organization，SMO），或者临床研究机构与 SMO 公司之间，用于约定在临床研究过程中，双方在现场服务方面的权力、责任与义务，及其相关费用的协议。常见形式有三方协议、两方协议等。

 12 临床研究协调员翻阅合同的时候需要特别关注哪些信息？

（1）经费计算有无错误。

（2）受试者赔偿责任与保险相关信息。

（3）探索性研究有无在主协议中写明。

（4）主协议与知情同意书中说明的内容是否一致。

 13 申办方如果采用第三方公司提供的报销系统给受试者进行交通费用报销，在这个过程中需要注意什么？

（1）此报销流程是否在方案或知情同意书中有体现，并且通过伦理审核。

（2）报销的范围是否在协议中写明。

（3）报销的线上流程是否设置了研究者或临床研究协调员的权限，应该由有权限的人员来协助完成报销。

（4）报销过程中做好受试者隐私保护，如相关票据的脱密敏处理。

（陈炯靓）

第八节　物资管理

1　**临床试验的物资有哪些？**

临床试验需要准备的物资通常可以分为必备物资和辅助物资，常用物资见图3-10。

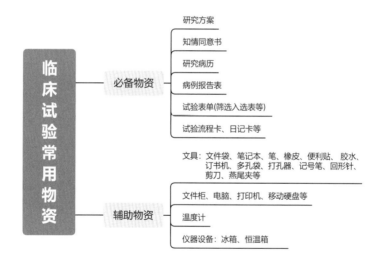

图 3-10　临床试验常用物资

2　**物资需要什么时候准备好？**

所有物资最晚应该在启动会前（时）准备好，并邮寄到试验机构，以免出现临床试验中心机构已经可以开始筛选患者，但试验物资还未到位的尴尬情况。

3 **临床研究协调员在管理物资时需要特别注意什么？有什么注意事项？**

临床研究协调员在管理物资时要特别注意 3 个保障，见图 3-11。此外，临床研究协调员定期检视是保障物资管理的必要手段。

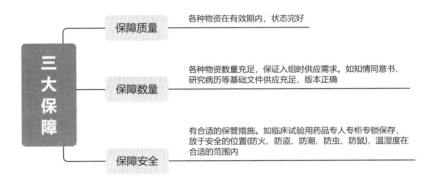

图 3-11　物资管理三大保障

4 **物资存放地点一般在哪里？**

物资存放没有特殊要求，只要保障符合质量要求。物资可按照医院的要求和条件存放于科室、病房、门诊、医生办公室等地方。

5 **物资一般何时回收？**

知情同意书、研究方案、研究病历、病例报告表等文件，过程中若有版本更替，应在新版本生效后及时回收旧版本，避免用错文件；试剂盒应在临近有效期时应及时回收或销毁，其他物资可在试验结束时回收。

6 物资管理员是谁？

物资管理员可以是主要研究者授权的专业科室及辅助科室的护士、医师，或者是授权的临床研究协调员等。

7 物资管理的具体流程？

物资管理的具体流程详见图 3-12。

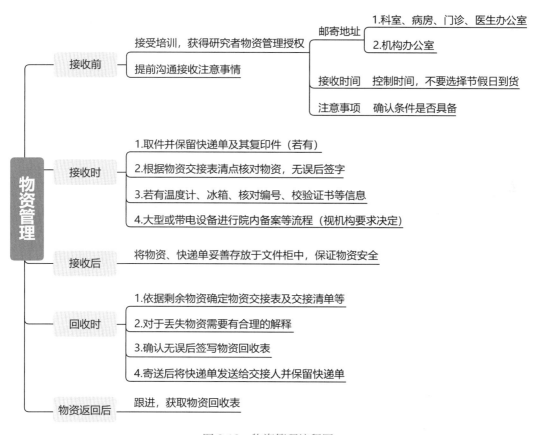

图 3-12　物资管理流程图

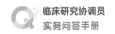

 访视前几天发现试剂盒过期了怎么办?

（1）与临床研究监查员（Clinical Research Associate，CRA）确认是否可以加急申请试剂盒，新领的试剂盒是否可以按时到达机构，或在不超窗且受试者及研究者都许可的条件下调整访视时间。

（2）查看机构是否有可以替代访视试剂盒，或满足本次访视的血样采集非计划访视试剂盒。

（3）协调临近机构，进行不同机构间试剂盒的调拨（注意：在取得试剂盒后，进行试剂盒信息的更新，可请 CRA 联系中心实验室进行确认）。

 什么是检定和校准?

（1）检定和校准概念

检定指查明和确认计量器具是否符合法定要求的程序，它包括检查、加标记和出具检定证书，是进行量值传递，保证量值准确一致的重要措施。

校准是在规定的条件下，给测量仪器的特性赋值并确定示值误差，将测量仪器所指示或代表的量值按照比较链或校准链，溯源到测量标准所复现的量值上。

（2）检定和校准的应用范围

在我国，检定的对象是《中华人民共和国计量法》明确规定的强制检定的计量器具。实行强制检定的工作计量器具的目录和管理办法，由国务院制定。在临床试验中，常见的需要强制检定的仪器设备有：体温计、体重计、血压计、眼压计、听力计、屈光度计、监护仪、心电图仪、脑电图仪、验光仪、激光治疗仪、超声诊断仪、计算机X线断层摄影机等。

校准的对象是除强制检定之外的测量仪器或装置。临床试验中常见的需要校准的仪器设备如：温度探头、离心机、移液器等。

（3）检定和校准的报告形式

检定的报告形式：检定证书。对计量器具进行检定时，检定结果要明确给出符合性判断，即"合格"或"不合格"。

校准的报告形式：校准证书、合格证、检测报告等。校准证书给出的是完整的校准数据和测量结果的不确定度，至于被校准计量器具是否能用，则需计量人员根据这些数据进行再确认。

10 为什么要定期开展临床试验用仪器设备的校准？

定期开展仪器设备的校准是为保障其产生的临床试验数据准确，质量可控。

11 临床试验仪器设备的信息收集包含哪些？

需要收集的信息包括：仪器设备的合格证、说明书、标准操作规程文件、型号、规格、仪器设备检定/校准证明性文件（校准部门、校准周期、校准日期、校准人员等）、主要参数、使用、维修和校准记录等。以上信息或文件收集后应妥善存档于研究者文件夹。

12 仪器设备未及时年检，如何处理？

未送检的仪器设备发现未及时年检后应及时送检。如果同一仪器设备新版校准证书的结论是合格或正常，则此仪器设备可以继续使用，期间产生的数据可以认定为有效。如果新版校准证书的结论为不合格或者工作不正常，则此之间产生的数据存疑，需要进一步确认是否可以被采纳。任何情况下，都需按照要求报告方案偏倚，并对研究者做好培训，防止此类事情的再次发生。

13 仪器设备的合格证是否可说明该仪器是符合临床试验要求的？

是的。一般情况下仪器设备有正规的合格证，且在有效期内是符合临床试验要求的。

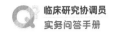

14　是否可以对送达物资先封存，待有授权后再签收？

一般不推荐这样操作，需要考虑物资的存储是否有温湿度等特殊要求。此外，在签收物资的时候，需要根据供货单进行物资清点，确保物资在运输过程中无丢失。如果是仪器设备，还需确认其运转良好。

15　某项目研究用药是注射类药物，根据方案要求需使用 0.5×16 规格的针头，但是由于供货错误，中心目前只有 0.5×38 规格的针头。同时，中心正好有 0.5×16 规格的针头，请问可以直接使用科室的针头给药吗？

（1）需确认此耗材物资在研究相关文件中是否规定提供了由哪方供应，若由使用科室明确申办方提供，需由申办方与科室、机构审核是否合规，另还需在费用方面达成一致。

（2）执行以上操作前，需确保针头的合格性，确认与原本供应的针头的效能是否一致，并收集合格证明等文件并递交至伦理备案。

16　物资可以由临床研究协调员签收吗？

可以。但需确认签收人经过培训及授权。

17　为什么物资签收人需要先培训和授权？

临床试验的物资除常规的办公用品外，还有一些项目特色物资，如知情同意书、温湿度记录仪等。这些物资核验、签收会有一些特殊要求，如知情同意书有版本及版本号的不同，温湿度记录仪、临床试验用仪器设备要求是经校准校验合格的。临床试验物资的签收，是规范性临床试验重要的开始。2020 版《药物临床试验质量管理规范》规定：参加临床试验实施的研究人员，应当具有能够承担临床试验工作相应的教育、培训和经验。因此，物资签收人需要经过培训和授权。

（倪韶青　陈炯靓）

第九节　知情同意

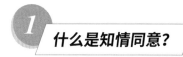

什么是知情同意？

知情同意，指受试者被告知参加临床试验所涉及的各方面情况后，自愿同意参加临床试验的过程。该过程的书面形式称为知情同意书。

知情同意书应包含哪些要素？

知情同意书是每位受试者表示自愿参加某一试验的文件证明，也是受试者和研究者进行沟通交流的书面材料。2020 版 GCP 规定知情同意书及提供给受试者的其他资料应当包括的内容如下：

（1）临床试验概况。

（2）试验目的。

（3）试验治疗和随机分配至各组的可能性。

（4）受试者需要遵守的试验步骤，包括创伤性医疗操作。

（5）受试者的义务。

（6）临床试验所涉及试验性的内容。

（7）试验可能致受试者的风险或者不便，尤其是存在影响胚胎、胎儿或者哺乳婴儿的风险时。

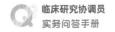
（8）试验预期的获益，以及不能获益的可能性。

（9）其他可选的药物和治疗方法，及其重要的潜在获益和风险。

（10）受试者发生与试验相关的损害时，可获得补偿以及治疗。

（11）受试者参加临床试验可能获得的补偿。

（12）受试者参加临床试验预期的花费。

（13）受试者参加试验是自愿的，可以拒绝参加或者有权在试验任何阶段随时退出试验而不会遭到歧视或者报复，其医疗待遇与权益不会受到影响。

（14）在不违反保密原则和相关法规的情况下，监查员、稽查员、伦理委员会和药品监督管理部门检查人员可以查阅受试者的原始医学记录，以核实临床试验的过程和数据。

（15）受试者相关身份鉴别记录的保密事宜，不公开使用。如果发布临床试验结果，受试者的身份信息仍需保密。

（16）有新的可能影响受试者继续参加试验的信息时，将及时告知受试者或者其监护人。

（17）当存在有关试验信息和受试者权益的问题，以及发生试验相关损害时，受试者可联系的研究者、伦理委员会及其联系方式。

（18）受试者可能被终止试验的情况及理由。

（19）受试者参加试验的预期持续时间。

（20）参加该试验的预计受试者人数。

 3 **知情同意的管理和签署流程是什么？**

有关知情同意的管理和签署流程见图 3-13。

临床研究协调员基础知识

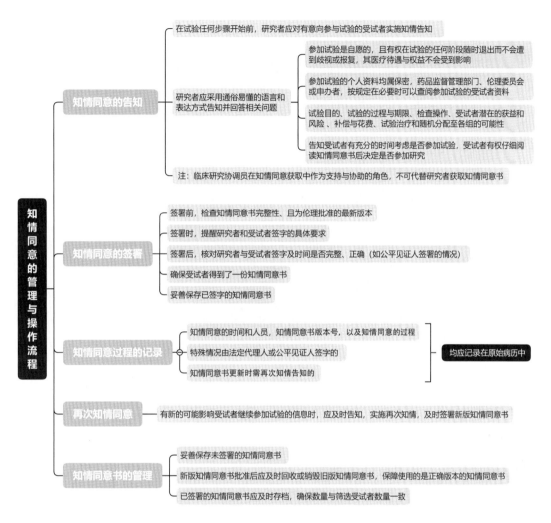

图 3-13　知情同意的管理与签署流程

4　知情同意书的应该使用什么语言？

知情同意书等提供给受试者的口头和书面资料一般使用受试者的母语，语句应长度适中，语言和表达方式应通俗易懂。国际多中心的临床试验在翻译过程中，要考虑我国国情和语言习惯，避免出现直接翻译知情同意书的情况。

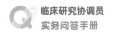
 5 **知情同意书有几份?**

一般一式两份（原件或副本），一份原件由临床试验中心留档，另一份原件（或副本）交由受试者。

 6 **知情同意要录入病史中吗? 应包含哪些内容?**

不管是门诊患者还是住院患者，均应在病史中详细记录知情同意过程，包括研究项目名称、参加知情同意过程的人员、提出的问题及解答、受试者知情同意的具体时间等内容。有电子病历的，优先在电子病历中记录，没有电子病历的则在病历本上记录。

2020 版 GCP 规定：病史记录中应当记录受试者知情同意的具体时间和人员。以患者为受试者的临床试验，相关的医疗记录应当载入门诊或者住院病历系统。临床试验机构的信息化系统具备建立临床试验电子病历条件时，研究者应当首选使用。

7 **签署知情同意书有什么要求?**

2020 版 GCP 规定签署知情同意书有以下要求：

（1）签署知情同意之前，研究者或者指定的研究人员应当给予受试者或者其监护人充分的时间和机会了解临床试验的详细情况，并详尽回答受试者或者其监护人提出的与临床试验相关的问题。

（2）受试者或者其监护人，以及执行知情同意的研究者应当在知情同意上分别签名并注明日期，如非受试者本人签署，应当注明关系。

（3）若受试者或者其监护人缺乏阅读能力，应当有一位公正的见证人见证整个知情同意过程。

（4）研究者应当向受试者或者其监护人、见证人详细说明知情同意和其他文字资料的内容。如受试者或者其监护人口头同意参加试验，在有能力情况下应当尽量签署知情同意，见证人还应当在知情同意上签字并注明日期，以证明受试者或者其监护人就知情同意和其他文字资料得到了研究者准确地解释，并理解了相关内容，同意参加临床试验。

（5）受试者或者其监护人应当得到已签署姓名和日期的知情同意原件或者副本和其他提供给受试者的书面资料，包括更新版知情同意原件或者副本，和其他提供给受试者的书面资料的修订文本。

（6）受试者为无民事行为能力的，应当取得其监护人的书面知情同意；受试者为限制民事行为能力的人的，应当取得本人及其监护人的书面知情同意。当监护人代表受试者知情同意时，应当在受试者可理解的范围内告知受试者临床试验的相关信息，并尽量让受试者亲自签署知情同意和注明日期。

（7）紧急情况下，参加临床试验前不能获得受试者的知情同意时，其监护人可以代表受试者知情同意，若其监护人也不在场时，受试者的入选方式应当在试验方案及其他文件中清楚表述，并获得伦理委员会的书面同意；同时应当尽快得到受试者或者其监护人可以继续参加临床试验的知情同意。

（8）当受试者参加非治疗性临床试验，应当由受试者本人在知情同意上签字同意和注明日期。

（9）只有符合下列条件，非治疗临床试验可由监护人代表受试者知情同意：①临床试验只能在无知情同意能力的受试者中实施；②受试者的预期风险低；③受试者健康的负面影响已减至最低，且法律法规不禁止该类临床试验的实施；④该类受试者的入选已经得到伦理委员会审查同意。该类临床试验原则上只能在患有试验药物适用的疾病或者状况的患者中实施。在临床试验中应当严密观察受试者，若受试者出现过度痛苦或者不适的表现，应当让其退出试验，还应当给以必要的处置以保证受试者的安全。

8 知情同意书应该如何签署？

（1）判断知情同意书的签署对象是谁：①受试者为完全民事行为能力的成年人，由受试者本人签署；②受试者为限制民事行为能力，由受试者本人及监护人签署；③受试者无民事行为能力，由监护人签署。

（2）判断签署对象是否为文盲：①签署对象非文盲，由本人签署；②签署对象是文盲，需要公正见证人签署。

9 知情同意应该由谁来获取呢？

GCP 规定研究者应向受试者说明经伦理委员会同意的有关试验的详细情况，并取得知情同意书。

10 临床研究协调员能进行知情同意吗？

临床研究协调员是否能够参与临床研究的知情同意过程目前尚无法律法规规定。一个经培训合格的临床研究协调员可以协助研究者进行知情告知和知情签字的过程。

11 知情同意书上的联系电话怎么留？

在临床试验过程中，研究者应提供给受试者 24 小时均能联系的电话，告知受试者在紧急情况下的联系方式，避免使用单位的总机等受试者无法直接联系的电话。在研究过程中配备专用临床研究手机是一种较好的选择。

12 知情同意书中是否可以填写研究者的座机号码？

知情同意书中如果联系方式填写的是研究者的座机号码，需保证能够第一时间联系上研究者，且 24 小时保持畅通。

13 某临床研究中心伦理委员会办公室联系电话变更，已签署的知情同意书是否需要修改伦理委员会的联系方式，是否需要重新签署知情同意书？

当伦理委员会办公室联系电话发生变更时，建议修改知情同意书，并使受试者重新签署新的知情同意书，并记录在研究病历中。

14 新版的知情同意何时可以开始签署？

新版的知情同意书需经过伦理委员会审批同意，研究者通过知情同意的培训后，才能对受试者实行知情。获取正式批件后，建议与研究者共同签署一份知情同意变更的相关说明：包括正式获取伦理委员会批准的新版知情同意书的时间，对研究者开展培训的时间，以及执行再知情的计划和时间等。

15 知情同意书版本更新后，已经结束研究的受试者是否需要回研究中心签署更新版知情同意书？

要具体评估更新的内容对受试者是否有影响。如果知情同意书更新的修订牵涉受试者权益，或涉及药物长期安全性的信息更新，必须及时告知受试者更新情况，并嘱其回院重新签署知情同意书。如果不牵涉受试者权益及安全的情况下可考虑不再重新知情。

2020版GCP规定：有新的可能影响受试者继续参加试验的信息时，应及时告知受试者或者其监护人。

16 公正见证人是否可以是科室护士、医师或其他项目临床研究协调员？

不可以。2020版GCP规定公正见证人应是与临床试验无关，不受临床试验相关人员不公正影响的个人，在受试者或者其监护人无阅读能力时，作为公正见证人，阅读知情同意和其他书面资料，并见证知情同意。公正见证人需要独立于临床研究之外，与试验相关人员无关。

17 公正见证人的身份信息需要记录吗?

研究病历中需要记录公正见证人的见证过程。研究者文件夹应保存公正见证人符合见证人条件的证明材料，如有效联系方式、身份证复印件、工作信息、实际居住地址等。

18 病友家属是否可以作为公正见证人在不同时间见证同一项目多个文盲受试者的知情过程?

如果该病友家属独立于临床试验之外，并且不受临床试验有关人员的影响，则可以在不同时间见证同一项目多个文盲受试者的知情过程。

19 受试者因视力问题无法看清知情同意书上的内容，但不是文盲，本人理解能力也没有障碍，这种情况下知情同意书的签署有什么注意点?

受试者有能力情况下应当尽量自己本人签署知情同意。由公正见证人见证知情同意过程并签字，并在病史中详细记录知情同意的过程。

20 文盲受试者签署更新版知情同意书时，是否需要找首次知情同意书时的公正见证人再次见证知情同意过程?

只要符合 GCP 规定的公正见证人要求，两次知情可以选择不同的见证人见证知情过程。

21 **文盲患者，无阅读能力，但可以签署自己的姓名，患者可以在知情同意书上签字吗？还需要公正见证人签字吗？**

文盲受试者可以签字，同时需公正见证人见证知情过程并签字。

22 **受试者为文盲，但家属不是文盲，是否可以让家属签署知情同意书而不需要公正见证人？**

受试者如果是完全民事行为能力人，家属不可以签署知情同意书，需要由公正见证人参与并签署。以下三种情况需要公正见证人参与知情过程并签署：

（1）受试者有完全民事行为能力但无法阅读。

（2）受试者无民事行为能力，且监护人无法阅读。

（3）受试者为限制民事行为能力人，受试者和监护人均无法阅读。

23 **受试者为完全民事行为能力人，非文盲，车祸右手骨折，不能写字，应如何签署知情同意书？**

受试者本人是完全民事行为能力人，且非文盲，无须监护人签署，亦无须公正见证人见证，由受试者本人按手印或者左手签字表示同意，并在知情同意中记录该情况；如果受试者骨折好转，可以在原来的知情同意书中再次签名表示同意，并签署签名日期。

24 **研究者与受试者签署知情同意的时间顺序有要求吗？**

研究者与受试者签署知情同意的时间顺序无明确要求，实操中会让受试者先签署，避免精神上的"胁迫"。总体原则是使受试者充分了解后在自愿的前提下表达同意。

25 可以收集受试者撤回知情同意后的数据吗？

当受试者撤回知情同意时，需要跟受试者沟通，是否同意继续收集安全性数据，生存数据等。如果受试者明确表示不同意，那么这个受试者就是完全退出试验了，保留好记录，后续不可以继续收集患者的任何数据。

26 儿童参与的临床试验，有什么特殊的规定吗？

2020 版 GCP 对于儿童参与的临床试验有以下规定：

（1）儿童作为受试者，应当征得其监护人的知情同意并签署知情同意书。

（2）当儿童有能力做出同意参加临床试验的决定时，应当征得其本人同意；如果儿童受试者本人不同意参加临床试验或者中途决定退出临床试验时，即使监护人已经同意参加或者愿意继续参加，也应当以儿童受试者本人的决定为准。

（3）在严重或者危及生命疾病的治疗性临床试验中，研究者、监护人认为儿童受试者若不参加研究其生命会受到危害，这时监护人的同意即可使患者继续参与研究。

（4）在临床试验过程中，儿童受试者达到了签署知情同意的条件，则需要由本人签署知情同意之后方可继续实施。

27 关于儿童可签署知情同意的情况有哪些具体规定呢？

（1）2021 年 1 月 1 日起施行的《中华人民共和国民法典》规定如下。①未成年人：不满 18 周岁的自然人。②完全民事行为能力人：18 周岁以上的自然人；16 周岁以上的未成年人，以自己的劳动收入为主要生活来源的。③限制民事行为能力人：8 周岁以上的未成年人，实施民事法律行为由其法定代理人代理或者经其法定代理人同意、追认，但是可以独立实施纯获利益的民事法律行为或者与其年龄、智力相适应的民事法律行为。④无民事行为能力人：不满 8 周岁的未成年人和 8 周岁以上的未成年人不能辨认自己行为的，由其法定代理人代理实施民事法律行为。

（2）2020 版 GCP 规定的知情同意签署要求：①受试者为无民事行为能力人，由监护人书面知情同意；②受试者为限制民事行为能力人，由本人及其监护人书面知情同意；③受试者为完全民事行为能力人，由本人书面知情同意；④当监护人代表受试者知情同意时，应当在受试者可理解的范围内告知受试者临床试验的相关信息，并尽量让受试者亲自签署知情同意书并注明日期。

（3）不需要儿童本人同意的特殊情况：一般情况下，孩子任何反对参加研究的行为都应得到尊重。但以下两种情况，父母可以不顾孩子的反对，同意让其参加临床试验。①患儿需要得到的治疗在非研究状态下不能获取，并且在当时的医学环境下患儿不能得到更好的替代疗法。此种情况需经伦理委员确认患儿将从临床试验中获益并特别批准。②患儿疾病具有致命性，且研究干预有希望维持或延长患儿的生命，并且在当时的医学环境下没有更令人满意的替代疗法，研究者在患儿监护人同意的基础上，经伦理委员会的特别批准后使患儿进入研究中。

以上具体情况总结见图 3-14。

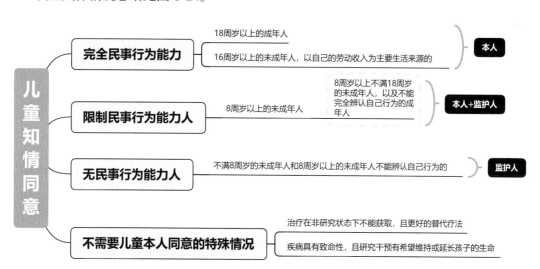

注：①当监护人代表受试者知情同意时，应当在受试者可理解的范围内告知受试者相关信息，并尽量让受试者亲自签署知情同意书；
②当儿童有能力做出同意参加临床试验的决定时，应当以儿童受试者本人的决定为准。

图 3-14　儿童签署知情同意规定

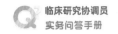

28 儿童签署知情同意书有什么特殊的要求吗？

（1）未成年人与监护人使用不同版本的知情同意书，未成年人版知情同意书分为不同年龄段适用的多个版本。

（2）各国针对儿童知情同意的法律法规和指导原则存在差异，国外公司或国际多中心的临床研究知情同意书分为低龄儿童（6周岁及以上且小于11周岁）版和大龄儿童（11周岁及以上且小于18周岁）版，也有将知情同意书分为"小于6周岁"版，"6周岁及以上且小于12周岁"版和"12周岁及以上且小于18周岁"版。

29 为什么除了常规的知情同意书外，经常会看到其他（如有关基因检测的）知情同意书？

人类遗传资源作为一种重要的战略资源，对认识生命本质、探索疾病发生发展的原理和机制、研究疾病预防干预策略、促进人口健康具有重要意义。随着我国对人类遗传资源管理的重视，目前还有针对遗传基因研究额外设计的知情同意书。2020版GCP规定：禁止实施与伦理委员会同意的试验方案无关的生物样本检测（如基因等）。临床试验结束后，剩余标本的继续保存或者将来可能被使用等情况，应当由受试者签署知情同意书，并说明保存的时间和数据的保密性问题，以及在何种情况下数据和样本可以和其他研究者共享等。

30 儿童参与临床试验的监护人怎么认定？

未成年人参加临床研究，必须获得其监护人的同意。

《中华人民共和国民法典》第二十七条规定：父母是未成年子女的监护人。未成年人的父母已经死亡或者没有监护能力的，由下列有监护能力的人按顺序担任监护人：①祖父母、外祖父母；②兄、姐；③其他愿意担任监护人的个人或者组织，但是须经未成年人住所地的居民委员会、村民委员会或者民政部门同意。

31 若患者父母在外地打工，知情同意该怎么签？

父母在外地打工的儿童参加最小风险、受试者明显受益的临床研究，可以经父母书面授权，祖父母或外祖父母签署知情同意的形式。保存知情同意文件时需同时保存父母授权书、有效的身份证及关系证明（如户口本等复印件）。

32 父母一方签字同意可以吗？

需要父母一方还是双方同意，应根据儿童受试者预期的风险及可能的直接受益予以全面评估。

（1）父母一方签字同意有以下两种情况：

第一种：如果父母一方去世，或身份无法确认，或无民事行为能力，或经过合理的努力仍无法联系，或者只有父母一方对未成年人的照顾和监管负有法律责任，可以只获得父母一方的知情同意。

第二种：对仅涉及最小风险的试验，或超过最小风险但儿童受试者有直接受益的，且该受益与可替代的医疗措施相当的试验，经伦理委员会审查同意，可以由父母中一方或监护人签署知情同意书。

（2）父母双方都应签字同意的情况：试验大于最小风险，并且儿童受试者没有直接受益前景的研究；试验有助于了解或改善儿童受试者的疾病或情况，但风险略有增加，试验的干预风险与儿童受试者所接受或即将接受的医疗措施风险相当的研究，经伦理委员会审查同意，应由父母双方或监护人签署知情同意书。

33 父母意见不一致怎么办？

此时研究者应进一步解释说明，并给予充分的时间进行讨论和沟通，以取得父母双方同意。若最终仍不能达成一致，则建议研究者尊重反对方的意见，不纳入该儿童进入临床试验。

 34 为什么说儿童知情同意是个动态的过程？

儿童处在发育变化过程中，2020 版 GCP 规定：在临床试验过程中，儿童受试者达到了签署知情同意的条件，则需要由本人签署知情同意之后方可继续实施。如果儿童受试者在研究期间成长为能够给予独立的知情同意，应该征求他们继续参加研究的知情同意并尊重其的决定，签署相应的监护人或者是针对成年人的完整知情同意版。因此，儿童知情同意是个动态的过程。

 35 儿童知情同意有哪些要求？

研究者应以专业、开放、诚实、合作的态度与儿童沟通知情同意：

（1）承担知情同意签字任务的研究者应熟悉研究方案，熟悉伦理原则，非常清楚哪些情况下的健康状况是受试者最为关心的，保证受试者及其监护人在试验开始前就了解哪一部分可能产生不可接受的负担和不快，并做好充分合理的知情告知，耐心细致地解释参加研究的风险和获益情况。

（2）在研究过程中把儿童受试者和其父母作为研究的合作伙伴。强调儿童的参与性，临床研究者不是在受试者身上进行研究，而是和他们一起进行一项研究。儿童不是被动的受试者，而是主动的参与者。

 36 若受试者为公共福利机构的未成年人，有什么特殊规定吗？

通常，儿科人群药物临床试验一般不应入选需要特殊护理或者需要法院或社会福利机构监管的儿科人群。为保障儿童权益，能在较少弱势并可提供知情同意的人群中获取的信息，不应该在更为弱势的人群或不能提供个人知情同意的人群中获取。在残疾人或被专门机构收容的儿科人群中进行的研究应限于以下两种情况：

（1）主要或仅仅发生在这类人群中的疾病或状态，或者预计这些儿科患者中的疾病和状态能改变医学产品的处置或药效学作用时。

（2）该研究属于最低风险研究，或者是超过最低风险但受试者能直接受益的研究，且大部分的受试者不是来自于福利机构。

受试者在住院期间知情告知过程是否一定要录入电子病历系统？

法律法规未明确对知情过程记录的规定。一般情况下，有电子病历者，知情同意过程需录入病程中，无电子病历者，知情过程则单独记录。记录需符合标准操作规程和项目层面对源文件的定义。2020版 GCP 规定：关于源文件的描述，以患者为受试者的临床试验，相关的医疗记录应当载入门诊或者住院病历系统，临床试验机构的信息化系统具备建立临床试验电子病历条件时，研究者应当首选使用，相应的计算机化系统应当具有完善的权限管理和稽查轨迹，可以追溯至记录的创建者或者修改者，保障所采集的源数据可以溯源。

管床医师能否进行知情同意？

如果管床医师不是经授权的研究者，不能进行知情同意。知情同意过程应该由负责知情同意的研究者执行、记录并签名。

受试者住院期间签署的知情同意，知情过程是否可以由管床医师记录？

实施知情同意过程由研究者进行，在管床医师全程陪同的情况下，可以由其记录相关过程，并由管床医师及知情医师共同签名。如果研究者单独知情，只能由研究者本人完善

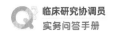
相关病例记录。

 40 某项目所有受试者的知情同意过程简单记录为"受试者同意参加临床试验并签署知情同意书",是否可以?

不可以,当前的描述没完整记录知情同意过程。知情同意过程应该详细记录受试者知情同意的具体时间和人员,包括签署时间、是否提出相关问题、如何解答等。

 41 知情同意书版本更新后,尚未出组的受试者是否需要回研究中心签署更新版知情同意书?

(1)涉及药物安全性、长期毒性的信息更新,必须及时告知受试者更新情况,并嘱其回院签署知情同意书。

(2)仅涉及访视流程变化、具体文字变化等信息更新,不适用于生存期受试者,且研究机构、伦理及申办方对此均无明确规定,可以免签,但建议保存与申办方确认的邮件沟通记录。

 42 某项儿童临床研究需要父母双方签字的,但是知情当天一方因特殊理由无法到达现场,可否可以由另一方单独签署?

建议研究者在双方都在场的情况下行知情同意。若一方在长时间内无法到场,建议研究者可以通过视频连线或电话等方式进行知情告知,并详细记录在知情过程中,必要时可以保留现场录音。

43 某项目为竞争入组项目，某中心未达到合同例数，但有受试者正在筛选中，若申办方认为因例数未达标以上受试者均不能入组，是否合规？

不合规。受试者能否入组取决于知情同意书中是否提及"若未完成入组目标，则停止筛选"等字样；在知情过程中，研究者是否充分告知受试者存在因入组未达标而无法继续参与研究的可能性。若上述条件均满足，则还应该与伦理委员会沟通，最终确定是否入组。

44 由主要研究者执行的知情同意，病程记录可以由其他研究医师书写吗？

不建议。知情同意过程的原始记录需要由执行知情同意过程的研究者本人书写。如确实由主要研究者执行，其他研究医师代写，则需要主要研究者和次级研究者双签字，但这样的操作仍会被认为不够规范。

（倪韶青）

第十节　不良事件

1 什么是不良事件？

药物临床试验中的不良事件（Adverse Event，AE），包括严重不良事件（Serious Adverse Event，SAE）、重要不良事件（Significant Adverse Event）和非预期不良事件（Unexpected Adverse Event，UAE），相关定义如下所示：

（1）不良事件：指受试者接受试验用药品后出现的所有不良医学事件，可以表现为症状体征、疾病或者实验室检查异常，但不一定与试验用药品有因果关系。

（2）严重不良事件：指受试者接受试验用药品后出现死亡、危及生命、永久或者严重的残疾或者功能丧失、受试者需要住院治疗或者延长住院时间，以及先天性异常或者出生缺陷等不良医学事件。

（3）重要不良事件：指除严重不良事件外，发生的任何导致采用针对性医疗措施（如停药、降低剂量和对症治疗）的不良事件和血液学或其他实验室检查明显异常。

（4）非预期不良事件：指不良事件的性质、严重程度或频度，不同于先前方案或其他相关资料（如研究者手册、药品说明）所描述的预期风险。

2 什么是药物不良反应？

药物不良反应（Adverse Drug Reaction，ADR），包括非预期药物不良反应（Unexpected Adverse Drug Reaction，UADR）、严重不良反应（Serious Adverse Drug Reaction，SADR）和可疑且非预期严重不良反应（Suspicious and Unexpected Serious Adverse Reactions，SUSAR），相关概念如下所示：

（1）药物不良反应：指临床试验中发生的任何与试验用药品可能有关的对人体有害或者非期望的反应。试验用药品与不良事件之间的因果关系至少有一个合理的可能性，即不能排除相关性。

（2）严重药物不良反应：指因使用药品引起以下损害情形之一的反应：①导致死亡；②危及生命；③致癌、致畸、致出生缺陷；④导致显著的或者永久的人体伤残或者器官功能的损伤；⑤导致住院或者住院时间延长；⑥导致其他重要医学事件，如不进行治疗可能出现上述所列情况的。

（3）可疑且非预期严重不良反应：指临床表现的性质和严重程度超出了试验药物研究者手册、已上市药品的说明书或者产品特性摘要等已有资料信息的可疑并且非预期的严重不良反应。

3 不良事件与药物不良反应的关系

不良事件与药物不良反应最关键的区别在于是否与试验用药品有关，不良事件不一定与试验用药品有因果关系，药物不良反应与试验用药品需有合理的可能性。不良事件和药物不良反应的关系见图 3-15。

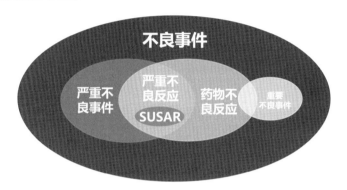

SUSAR：可疑且非预期严重不良反应

图 3-15　不良事件与药物不良反应的区别

4 如何判断一个不良事件是否是可疑且非预期严重不良反应？

判断一个不良事件是否是可疑且非预期严重不良反应必须满足以下几个条件：

（1）可疑的：不能排除不良事件与药物的相关性。

（2）非预期的：临床表现的性质和严重程度超出了试验药物研究者手册、已上市药品的说明书或者产品特性摘要等已有的资料信息。

（3）严重的：不良事件危及受试者生命、导致住院或住院时间延长、永久或显著的功能丧失、致畸致出生缺陷等。

（4）不良反应：临床试验过程中发生的任何与试验药品可能有关的对人体有害或者非期望的反应。试验用药品与不良事件之间的因果关系至少有一个合理的可能性，即不能排除相关性。

5 药物临床试验安全性评价主要关注哪些内容?

为评价试验药物对受试者的预期风险,药物临床试验安全性评价主要关注:

(1) 受试者接受试验药物后出现的不良事件及其发生率、持续时间、严重程度、结局,以及与试验药物及其剂量的关系等;

(2) 重点关注严重不良事件、重要不良事件、非预期不良事件和可疑且非预期严重不良反应。

6 临床试验需要特别关注的安全性内容是怎么设定的?

临床试验中需要特别关注的安全性内容设定的依据主要来源于:①试验药物前期安全性研究结果;②同类药物相关文献报道的安全性结果。

7 不良事件收集的要素是什么?

药物临床试验安全性评价需要收集的不良事件应具有以下 4 个要素:①需要与试验方案规定的基线相比较;②应在试验用药品治疗后出现;③范围应包括临床症状、体征、疾病和实验室检查异常等;④是否为目标适应证疾病进展的表现或伴随疾病在试验期间的择期治疗。详见图 3-16。

8 不良事件收集的来源有哪些?

不良事件的来源主要包括受试者来源、研究者来源和其他记录,详见图 3-17。

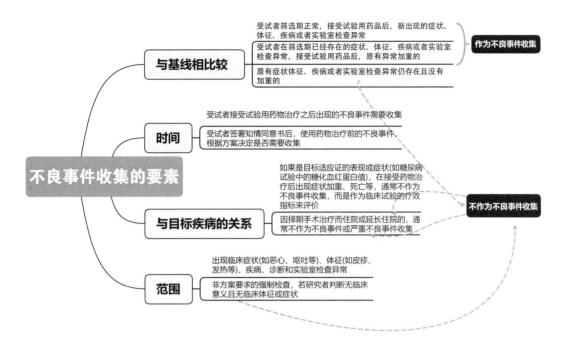

图 3-16　不良事件收集的要素

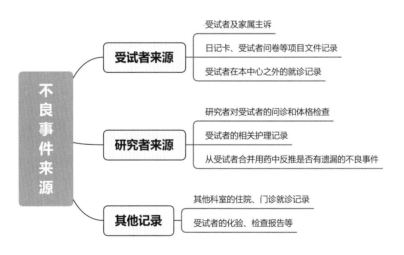

图 3-17　不良事件来源

9 **不良事件是如何进行分级的？**

　　不良事件的分级标准应依据试验方案所附的标准进行判定。临床试验中常见的不良事

件分级标准主要有 3 种。

（1）根据不良事件的严重程度，划分为轻、中、重三级。

轻度：容易耐受，不需要治疗，且不影响受试者日常活动的事件。

中度：导致轻微不便或需要给予治疗措施，且影响受试者日常活动的事件。

重度：需要全身药物治疗或其他治疗，对受试者日常活动有重大影响，且可能致残的事件。

（2）按照DAIDS成人和儿童不良事件严重程度分级表（DAIDS Table for Grading the Severity of Adult and Pediatric Adverse Events），对成人和儿童不良事件按照严重程度进行5级划分。

1级：表示轻微事件。轻度症状，对正常的社交和功能性活动没有影响或没有造成干扰，不需要干预措施。

2级：表示中等程度的事件。症状对患者日常的社交和功能性活动造成轻微干扰，需要干预。

3级：表示严重事件。严重症状导致患者因无法进行常规的社交和功能性活动，需进行干预或住院治疗。

4级：表示可能危及生命的事件。潜在的威胁生命的症状，导致患者无法执行基本的自我护理，需要干预，以防止永久性损伤，持续性残疾或死亡。

5级：表示死亡。

（3）采用世界卫生组织（World Health Organization，WHO）等分级标准，根据不良事件的严重程度进行5级划分。

1级：轻度，无临床症状或有轻微临床症状；或仅有临床或实验室检查异常；无须进行干预，不需对症处理，不需停药。

2级：中度，需要最小的、局部的或无创伤的干预；或日常生活活动受限。主诉不适，需对症处理，不需停药。

3级：严重或具重要医学意义但暂时不会危及生命；导致住院或延长住院时间；致残；日常生活自理受限。主诉明显不适，需对症处理，并需暂停用药。

4级：危及生命，需要紧急干预。

5级：与不良事件相关的死亡。

不良事件与试验用药品的相关性判定思路是什么？

不良事件与试验用药品的相关性判断，通常考虑以下 6 个因素：

（1）用药时间与不良事件的出现有无合理的先后关系。

（2）不良事件是否符合该药物已知的药物不良反应类型。

（3）症状或体征是否有文献报道。

（4）不良事件是否可以用病理状况、合并用药、现用疗法等原因解释。

（5）停药或减量后，不良事件是否消失或减轻。

（6）再次接触同样药物后，不良事件是否再次出现同样反应。

 不良事件与试验用药品的因果关系判断结果是什么？

不同的因果关系判断规则得出的结果可能不同，目前已报道的因果关系判断规则超过 30 种。多数的算法使用 5 ～ 6 种评判结果分类。国内常用的评判结果包括以下 4 种：

（1）七分法：肯定、很可能、可能、可疑、不相关、待评价、无法评价或判断。

（2）六分法：肯定、很可能、可能、可疑、待评价、无法评价或判断。

（3）五分法：肯定相关、很可能相关、可能相关、可能无关、不相关。

（4）二分法：相关、不相关。

 临床试验过程中发生严重不良事件的处理原则是什么？

当严重不良事件发生时，通常的处理原则如下：

（1）首先，应保证受试者得到及时、适当的临床诊治。

（2）其次，及时收集相关资料如医疗记录和检查结果，正确和及时地填写《严重不良事件报告》，并向申办方报告，以及按照方案和医疗机构规定的制度和标准操作规程上报。

（3）确保报告与原始记录、病例记录表以及其他试验记录一致。确保严重不良事件的起止日期和主要的事件描述与病例记录表和其他试验文件一致。合并用药的记录，如药品名称和使用（起止日期、剂量、途径、频次）的描述，也应保持一致。

（4）即使信息可能不完整或者不确定也不能延迟提交报告，当获得更多信息时，可以随访报告的方式进行补充或修订，应持续收集和记录相关信息直到报告期结束。

13 哪些"住院"不作为严重不良事件记录和上报？

以下"住院"情况不作为严重不良事件记录和上报：

（1）因对现存疾病进行诊断或择期手术治疗而住院或延长住院，如计划好进行的外科小手术等。

（2）因研究需要做疗效评价而住院或延长住院。

（3）因研究目标疾病的规定疗程而住院或延长住院。

（4）患者由于行政性和出于社会目的入院情况不作为不良事件，如患者住院疗养，或者由于医保的报销的原因而住院。

（5）不满足严重不良事件的入院标准还有一种情况，即患者由于试验相关的一些操作而住院，如穿刺或 PK 采血等。

14 临床试验过程中不良事件如何记录？

（1）临床试验期间发生的不良事件，无论是否与试验用药品有关，研究者均应详细记录处理经过及结果。

（2）有关不良事件的医学文件，包括实验室检查的申请单和检查结果报告单，均应保存在原始文件中，并保证原始记录真实、准确、完整。

（3）不良事件记录的内容包括医学术语描述的不良事件名称、临床症状或体征、发生的起止时间、严重程度、采取的措施，以及结局等，并判定其与试验用药品之间的相关性。

（4）采取的措施主要包括：未采取措施、调整试验用药品剂量或暂时停药、停止使用试验用药品、合并用药、采用非药物治疗、住院或延长住院时间。不良事件结局主要为痊愈、好转、未愈、恶化、死亡、失访或未知等。

15 如何记录不良事件的开始时间？

不同研究方案对不良事件发生时间的界定可能不同。研究开始前，应与申办方沟通了解其判断标准。有的研究以不良事件的"疾病诊断时间"为准，但以"出现症状的时间"作为不良事件开始时间更为多见。

从安全性评价的保守原则出发，以"出现症状的时间"作为开始时间更不易遗漏安全信息或低估安全隐患。由不良事件进展为严重不良事件者，其严重不良事件的发生时间可以从不良事件发生时间开始计算，也有研究以不良事件升级为严重不良事件的日期开始作为严重不良事件的发生时间，时间判断的标准应当在方案中记录清楚。

16 如何记录不良事件的结束时间？

以不良事件痊愈、状态稳定、得到合理解释的日期作为不良事件的结束时间。对于受试者失访或者主动放弃随访的情况，不良事件结束时间可记录为受访者失访的时间。

17 不良事件的随访要求是什么？

（1）对临床试验期间发生的所有不良事件，无论是否与试验药物相关，研究者都应选择住院、门诊、家访、电话等方式对受试者进行密切随访观察，评估不良事件的严重性、严重程度及与试验用药品的相关性。

（2）在随访过程中，应给予受试者必要的处理和治疗措施，直到妥善处理或病情稳定。研究者不仅需要在临床试验期间对不良事件进行随访，必要时甚至持续到试验结束之后，直至不良事件完全消除、稳定，或受试者失访、死亡，并在研究病历和病例报告表中记录随访数据；如试验方案有规定，则以方案规定的结束点为止。

（3）对因不良事件退出研究的受试者，也应密切随访，记录转归及相关数据。

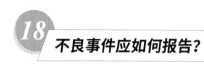

18 不良事件应如何报告？

（1）不良事件应按照相关法律法规、临床试验方案、伦理委员会和申办者的要求，在规定的期限内进行报告。

（2）除试验方案或者其他文件（如研究者手册）中规定不需立即报告的严重不良事件外，研究者应当立即向申办者书面报告所有严重不良事件，随后应当及时提供详尽的书面随访报告。

（3）试验方案中规定的、对安全性评价重要的不良事件和实验室异常值，应当按照试验方案的要求和时限向申办者报告。

（4）涉及死亡事件的报告，研究者应当向申办者和伦理委员会提供其他所需要的资料，如尸检报告和最终医学报告。

（5）研究者应当向伦理委员会报告由申办方提供的可疑且非预期严重不良反应。

19 不良事件或严重不良事件应什么时候开始收集？

（1）从不良事件或严重不良事件的定义而言，使用试验药物之后发生的不良医学事件才称之为"不良事件或严重不良事件"。但基于临床试验"安全信息"收集的目的而言，一旦签署知情同意书后发生的不良医学事件均应被收集记录。

（2）"安全信息"涉及的范畴显然多于不良事件，包括筛选期间的安全事件、治疗期出现的异常症状、体征、实验室检查指标，直至随访期特别关注的不良事件及特殊状况（如妊娠）等。

（3）签署知情同意书后至开始用药前的安全信息对于评判研究药物的安全性是有益的（如获知患者在使用试验药物前是否出现某不良症状，作为基线状态与用药后进行比较）；

另外，也有助于评估所获得的安全信息是否与试验流程及操作（洗脱、组织活检）有关。

（4）在签署知情同意书后至首次用药之前，发生的临床不良事件作为病史或伴随疾病记录在病例记录表中，不作为不良事件记录，除非符合后述情况之一：任何临床实验室检查操作造成的伤害或损害；与研究方案相关的停药引起的不良事件；作为治疗方案的一部分而服用的试验用药品以外的药物引起的不良事件。

 20 **不良事件或严重不良事件的随访终点如何确定？**

研究期间每个不良事件或严重不良事件均要进行跟踪随访。确定不良事件或严重不良事件随访终点的主要参考情况包括：

（1）以监测安全性为目的的治疗后随访期的持续时间，应基于研究药物的已知药代动力学和药效学特征确定随访终点。

（2）在缺乏明确的迟发性毒性或安全性推测的情况下，对于起效迅速和消除半衰期相对较短的药物，通常推荐随访期至最后一次给药后至少五个半衰期。

（3）对于半衰期特别长或伴有已知或可疑的迟发性毒性的药物，应确保有更长的治疗后观察期。

（4）通常情况下受试者完成末次用药后出现的不良事件或严重不良事件收集与随访期限可参见表3-2，如方案有特别规定的，以方案为准制定不良事件或严重不良事件随访和收集要求。

表3-2　受试者完成末次用药后出现的不良事件或严重不良事件收集与随访期限

分类	收集及记录	随访时间
无相关性的不良事件	结束治疗后 28 天	结束治疗 28 天
有相关性的不良事件	结束治疗后 6 个月	直到事件解决，或恢复到基线时状况或稳定
无相关性的严重不良事件	结束治疗后 28 天	结束治疗 28 天
有相关性的严重不良事件	无限期	直到事件解决，恢复到基线时状况或稳定

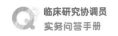

21 是不是所有的药物都可能引起不良反应？

是的。任何药物都可能引起不良反应，但是由于个体差异，不同的人对同一种药物不良反应的表现可能有很大差别。不同个体反应类别和反应程度可能都不一样。许多人认为，只有假药、劣药、用药不当才会引起不良反应。事实上，许多经过严格审批、检验合格的药品即使在正常用法用量的情况下，也可能在一部分人身上引起不良反应。

22 意外过量用药是否为不良事件？

意外过量用药本身不属于不良事件。然而，因为过量用药引起的任何不良医学事件均属于不良事件，应在原始病历和不良事件表格中记录和报告。

23 什么是有临床意义和无临床意义？

有临床意义（Clinical Significance，CS），说明这项异常可能是由某种疾病或者因素引起，或者代表了身体的某种显著变化，对临床疾病的诊断和后续的医疗干预措施具有一定的参考价值；无临床意义（No Clinical Significance，NCS），说明这项异常对临床疾病的诊断没有判断依据和参考价值，不需要进行任何医疗干预。研究者很难单凭实验室检查参考值范围来判定实验室检查异常是否有临床意义，而是需要结合受试者的临床症状、体征或其他辅助检查等，以确认是否达到某项疾病的诊断标准。

24 实验室检查异常研究者通常如何判定为有临床意义和无临床意义？

实验室检查异常是指检查结果超出了实验室检查参考值范围，其检查结果主要为临床疾病诊断和医疗干预提供信息。实验室检查异常是否有临床意义，研究者很难单凭实验室检查参考值范围进行判定，而是需要结合受试者的临床症状、体征或其他辅助检查等，以确认是否达到某项疾病的诊断标准。如果受试者某个实验室检查明显异常，或者异常并伴有相关临床症状、体征或疾病，研究者通常会判定为有临床意义；如果受试者某个实验室检查异常，但没有相关的临床症状、体征或疾病支持，研究者往往会判定为无临床意义。

25 实验室检查异常是否一定是不良事件？

实验室检查异常是否为不良事件，需要和试验前的基线比较来确定。实验室检查基线正常，接受试验用药品治疗后异常，或检查异常较基线恶化，都提示试验用药品可能具有潜在的风险或毒性，如果没有明确合理的解释，如生理情况、仪器等外界因素引起等，都应当视为不良事件。

26 不良事件是否一定有临床意义？

不良事件并不意味着实验室检查异常有临床意义。临床试验过程中，研究者基于实验室检查异常收集的不良事件，均是有临床意义的不良事件，而无临床意义的不良事件通常未被收集。实验室检查异常有临床意义，也不意味着就是不良事件。如具有糖尿病病史的受试者在临床试验过程中，实验室检查血糖值会高于正常值范围，其异常为有临床意义，但因属于基础疾病，该异常不应被判定为不良事件。

27 不良事件记录和报告的重要性有哪些？

不良事件是安全性评价的重要指标，少记或漏记不良事件、误判不良事件与试验用药品的相关性、不良事件处理不及时或者未对不良事件跟踪随访等，不仅影响安全性评价结果，而且受试者权益和安全也得不到保障。药物临床试验中，应严格执行临床试验方案，如实、客观、准确记录和评估不良事件，并按要求向申办者报告方案中规定的、对安全性评价重要的不良事件和严重不良事件；及时采取必要措施，对相应的不良事件进行处理，加强跟踪随访，切实保护受试者的权益和安全。

 28 **试验过程中与试验访视和规定都无关的检查，是否需要研究者进行评判？**

是的。根据《药物临床试验质量管理规范》中的定义：不良事件，指受试者接受试验用药品后出现的所有不良医学事件，可以表现为症状体征、疾病或者实验室检查异常，但不一定与试验用药品有因果关系。所以，试验过程中要评判的内容也不仅局限于与试验相关的检查。

 29 **受试者在参加临床试验期间，发生了妊娠事件，该如何处理？**

（1）妊娠是否属于不良事件需要根据方案来确认。若该试验明确是以妊娠为目的，受试者进入随访期；如不以妊娠为目的，则应根据实际情况，并在尊重受试者个人意愿的前提下终止妊娠，或受试者退出研究，并且随访至胎儿出生。

（2）通常情况下，一旦发生妊娠事件，需要填写妊娠报告表，并依据方案要求在规定时间内上报。

（3）如果受试者本人或者配偶出现流产、死胎、孕妇住院、胎儿畸形、先天性疾病等情况，即可认为是严重不良事件。如果是方案明确规定在知情同意后需要避孕的，除上报妊娠事件外，同步还需上报方案违背。

 30 **研究者电话随访问诊时，受试者回答无异常，但查看 HIS 系统发现受试者在随访期内有心内科短暂住院，该如何处理？**

研究者获知后应尽快跟踪处理此严重不良事件，对照方案确定是否需要上报。

受试者试验期间如何收集外院检查或就诊的相关安全性信息？

如果受试者涉及比较紧急的需要外院住院、急诊就诊的情况，建议受试者妥善保存治疗期间的全部病历资料，包括住院和门诊病历、检验检查结果报告单、用药记录等。研究者及时收集所有资料，并对所有相关文件进行审阅，然后签字进行确认，作为核证副本进行存档。必要时研究者也可跟外院医师进行沟通，确认相关记录和病情。

 试验期间，皮试或局麻药物需要记录为合并用药吗？

合并用药的记录按照临床试验方案的相关规定进行。常规需要记录皮试或局麻药物的合并用药。

 最后一次访视当天的合并用药、不良事件是否需要收集？

合并用药和不良事件的记录和报告按照临床试验方案的相关规定进行。通常最后一次访视当天的合并用药、不良事件需要收集。

 试验期间拔牙是否需上报严重不良事件？

根据项目方案中是否有相关特殊规定来上报。一般来说，如果是门诊、择期住院手术拔牙通常不需要上报严重不良事件，如果因为拔牙引发了更为严重的症状，符合严重不良事件定义的则需要上报。

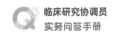

35 **受试者首次用药前发生了青霉素皮试过敏，需要记录不良事件吗？**

受试者签署知情同意书后，使用试验用药物治疗前的不良事件，根据方案决定是否需要收集，但记录是必须的。

36 **由试验用药品（包括对照药）引起的可预期的、已知的异常（症状或实验室检查），是否需要作为不良事件记录？**

需要。2020版《药物临床试验质量管理规范》对不良事件的定义：指受试者接受试验用药品后出现的所有不良医学事件，可以表现为症状体征、疾病或者实验室检查异常。只要满足该定义及方案规定，都应作为不良事件进行记录。

（张正付　曹晔　倪韶青）

第十一节　临床研究文件管理

1 **什么是临床试验文件？**

临床试验文件资料是指临床研究中形成的一系列资料，包括描述或记录试验的方法、实施和（或）结果、影响试验的因素，以及采取的措施等的任何形式的记录（包括但不限于书面、电子、磁性和光学的记录，以及扫描、X射线和心电图），这些资料要求研究者遵循《药物临床试验质量管理规范》记录，且必须充分真实地反映申报药物的疗效和安全性，能反映出研究者的严谨态度和真实水平。

2 什么是必需文件和非必需文件？

临床研究中的文件一般分为必需文件（Essential Documents）和非必需文件（Non-Essential Documents）。

必备文件是为支持药物注册上市所需的临床试验过程文件。必备文件是申办者稽查、药品监督管理部门检查临床试验的重要内容，并作为确认临床试验实施的真实性和所收集数据完整性的依据。

非必备文件为试验规划和管理过程所产生的过程文档，项目文件会随着申办者和机构的不同要求有相应的变化。

3 药物临床试验必备文件的定义和基本要求？

药物临床试验必备文件是指评估药物临床试验实施和数据质量的文件，用于证明研究者、申办者和监查员在临床试验过程中遵守了《药物临床试验质量管理规范》和相关药物临床试验的法律法规要求。

药物临床试验必备文件作为确认临床试验实施的真实性和所收集数据完整性的依据，是申办者稽查、药品监督管理部门检查临床试验的重要内容，应当符合《药物临床试验质量管理规范》中必备文件管理要求。

4 为什么临床试验文件很重要？

国家药品监督管理局对每个批准上市前的新药，都组织相关专家到实施临床试验的医疗机构进行现场核查，以检查研究的真实性。这项检查，主要是通过项目文件档案的核对，查看研究者在研究过程中对方案的执行情况、受试者的自愿情况、药物接收和使用等的原始记录。所谓"没有记录就没有发生"，通过查看试验各阶段流程中各类的试验文件，可以洞悉整个药物临床试验的过程，文件档案的真实性和全面性与药效一样，直接影响着新药的批准。

 试验文件都涵盖哪些内容？

临床试验是一个过程管理，因此文件也应按照过程来分类管理，分为临床试验准备阶段、临床试验进行阶段和临床试验完成后。临床试验过程中临床研究协调员需要保存并关注的必备文件清单，如研究者手册、临床试验方案、知情同意书、合同等。详见附表4-1"人类遗传资源管理审批递交资料清单"。

 临床研究协调员有什么文档管理小技巧吗？

建议临床研究协调员个人文件已归整逻辑，熟悉项目将会产生的文件，分门别类存放。临床试验文件可分为研究者文档和受试者文档。

（1）项目研究者文档：每个项目都应该具备的文档，推行过程中遵循法规及指南要求的共性文件，如试验方案，合同，伦理批件等。建议存放在单独的研究者文件夹存放。

（2）受试者文档：与受试者随访相关的，在受试者试验诊疗过程中产生的，包括知情同意书、病程记录、为研究设计的表格、日记及问卷等随访性文件。受试者随访文件可按文件类别归整，即把所有受试者随访产生的同一类文件放在一起；也可以按受试者分类，即同一受试者试验过程中的所有随访文件放在一起。

 临床研究进行过程中，如果出现了文件丢失的情况应该怎么办？

处理的原则：不回避问题，积极及时处理。具体处理方法视文件的类型和情况而定。

常规处理流程：首先，分析丢失的原因；其次，问询相关责任人；然后，查看文件是否有备份或可恢复；必要时告知研究者、申办者或伦理委员会。

临床研究中产生的文件为什么有些仅存档在研究者或临床试验机构中，有些既要存放机构也要存档在申办方处?

临床试验中根据每类文件的"目的""性质"及文件提供者的不同，文件存放的最终位置也不同。

如受试者鉴认代码表、签署的知情同意书、原始医疗文件这种含受试者隐私的文件一般只存在研究者或临床试验机构中。研究者手册、试验方案等项目实施文件既要存放于机构也要存档在申办方。

什么时候开始建立中心的临床研究文件夹，是启动会的时候吗?

在临床试验项目本地实施过程中，由于启动会后项目将启动筛选入组受试者，一般会选择在启动会时查看临床研究文件夹的建立情况。

在启动会时建立研究者文件夹的原因:

（1）可以核对现有各类文件的一致性，如提供的知情同意书版本日期是否与批件一致。

（2）启动会时人员相对集中，便于研究者简历等新增文件收集。

（3）因项目即将筛选入组，可以通过建立研究者文件夹来查对各类样表的完整性，熟悉样表的填写要求。

（倪韶青　陈炯靓）

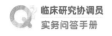

第十二节 受试者管理

为什么受试者依从性管理很重要？

受试者依从性，是指纳入试验的病例接受干预措施以及治疗和随访的完整性。药物临床试验中受试者不依从现象非常普遍。有文献报道，约 1/3 的受试者是完全依从的，1/3 受试者依从性较差，还有 1/3 则完全不依从。从药物有效性评价来看，受试者依从性问题可以导致一个原本有效的药物变成"无效"，或者本来无效的药物被认为有效而被上市。从药物安全性评价来看，依从性问题还可以导致潜在的不良事件不能充分暴露发生数据偏差可能引起严重后果。因此，保障与提高临床试验中受试者的依从性，对于临床试验管理非常重要。

受试者常见的不依从类型有哪些？

受试者常见的不依从类型有：①未按方案规定服药或治疗；②使用了方案禁止的药物或治疗；③日记卡记录内容不准确、不完整；④访视时间不符合时间窗；⑤检验检查漏项，检查时间超窗，或未按照要求复查等。

受试者依从性发生的原因主要与什么相关？

受试者不依从的原因可能包含以下 3 个方面：

（1）试验设计缺陷或不完善。

（2）研究者对受试者教育不够，受试者没有理解试验流程、日记卡的正确填写方法，以及其他需要配合的内容。

（3）受试者存在复杂心理，一方面希望使用试验用药品，另一方面又想寻求更好的治疗，可能隐瞒非试验用药和治疗过程。

4 如何改善受试者的依从性？

为了提高药物临床试验受试者的依从性，可从以下方面采取措施：

（1）设计合理且具有可行性的临床试验方案。试验方案宜优先考虑使用临床常规的治疗方法，减少不必要的检查，让研究者易于操作，受试者易于接受。试验用药品的剂型、包装、用药次数、使用方法在能满足临床观察研究的基础上避免烦琐，提高受试者的依从性。

（2）加强受试者依从性的培训。年龄较大、外地、无亲属陪同的受试者及儿童受试者是依从性不佳的高危人群，研究者应着重告知受试者及其监护人漏药、停药的危害，强调规范治疗及遵从医嘱的重要性。此外，还要加强对受试者家属或日常护理人的教育，协助督促受试者按时用药及随访，增加对受试者完成治疗的信心。

（3）建立良好的医患关系、完善提醒措施。研究团队应与受试者建立良好的医患关系，使受试者意识到临床试验始终将受试者安全和权益放在第一位。当受试者出现不良事件时，研究者应第一时间积极处置，提供相应的医疗救助，增加受试者对医护团队的信任。同时持续提醒受试者，设定目标计划，定期检视并持续改善，形成良性循环。

（4）优化试验的过程管理。临床研究协调员跟进项目和受试者管理，主动提醒受试者按时随访和服药；配备临床试验专用药师，对受试者使用的药物做详细的讲解和耐心的答疑，增加受试者对试验和药物的了解从而提高依从性。

5 随访工作表中的检测项可以直接按照方案中的照抄吗？

不能。每家医疗机构的检测套餐包含项目可能不同，需要核对方案中涉及的检测项目，与各家医疗机构拟采用的检测套餐进行对比，确认医疗机构的检测套餐所含检测项目是否符合临床试验的要求；如特殊情况，需要提早进行确认，若医疗机构无法提供的需要提早与申办方进行沟通。

6　受试者窗口期如何计算？

受试者随访一般都设置了窗口期，常见的窗口期计算方法有以基线为准或以上一次访视为标准两种方法。

7　随访时应提早多久联系受试者？

（1）在临近窗口期前1周左右与研究者确认工作安排，并预约受试者可以来院的时间。

（2）在临近随访前1～2天再次提醒，并叮嘱来院随访的注意事项。

（3）如果为儿科项目，应考虑课业因素、家长工作安排等，尽早联系受试者，并协调好各方时间。切不可拖延至窗口期最后几天，因各方无法协调而导致超窗。

8　如何预约准备中心实验室？

（1）仔细阅读中心实验指南，了解试剂盒的构成、效期，以及每次随访标本采集的类型和要求。

（2）至少提前1～2天预约物流，确认血样运送条件，取件时间。

（3）应充分考虑本次访视内容、受试者居住地与医院的距离等因素，合理预约取件时间。

9　如何做好访视前的准备？

（1）熟悉流程及制订计划：访视顺序应符合方案要求，临床研究协调员可根据方案的流程，提前将访视流程梳理一遍，可将本次访视需开具的验单明细及每个角色需要做的任务进行列表，以便熟悉流程并确认没有遗漏。

（2）人员预约：预约访视涉及的各方人员，告知项目名称、受试者名字、确定受试者来院时间、告知访视内容及流程安排。

（3）中心实验室准备：准备试剂盒采血管等，提早填写采血管的受试者编号访视名称，进行打包整理，统一存放（访视时间一定等到受试者来院访视当天填写，以防突发情况的发生，患者无法如约来院）。

（4）受试者管理：受试者来院前再次确认来院时间，告知受试者需要携带的文件、物资、访视来院的要求（是否需要空腹），并大致了解受试者目前的情况，对于既往不良事件及合并用药进行跟进。跟进受试者在本次随访周期内是否有外院就诊的情况，若有，则需要收集相关的病历医嘱等佐证资料。

访视前的一般准备有哪些？

（1）预约受试者、研究中心人员、物流等。

（2）根据个人需要，提前开具住院证、预约相关检查等。

（3）准备文件，如受试者文件夹、日记卡、问卷、相关随访表单等。

（4）准备耗材，如样本采集盒等。

（5）确认访视场地（如需系统在线随机项目需有网络支持）。

（6）确认访视流程所需系统账号（避免出现当天使用无法登录或忘记密码的情况）。

（7）根据方案的要求，再次熟悉随访流程。

访视过程中注意事项有哪些？

在受试者来院时，先确认受试者的情况是否符合中心样本采集的要求（如空腹等），然后根据访视流程开始进行访视：注意访视流程中的访视顺序；确认样本采集的数量，减少漏测概率；本地检测的样本若为家长送检，务必确认样本已采集并被送至检验科。与主要研究者或助理研究者进行访视流程，确认不良事件及合并用药状况，了解患者近况并回收试验用药品及日记卡等（如有），进行必要的患者依从性教育。

 12 访视过程中临床研究协调员一般会协助哪些工作？

访视管理流程详见图 3-18。

 13 受试者或其监护人总是忘记带日记本怎么办？

受伤者来院前一天，提醒受试者或其监护人把需要带的所有文件物资整理好，如配合建议整理后拍照给临床研究协调员确认。

 14 受试者或监护人总是漏记日记本，怎么办？

（1）在受试者回家用药的前几天，建议临床研究协调员每天联系受试者或监护人落实用药及记录情况，如有需要可以与受试者拍照确认。

（2）当受试者或监护人养成良好用药习惯后，可逐渐拉长提醒时间间隔。

（3）访视时如发现有日记卡漏记，应及时对受试者或监护人做相关培训并记录。

 15 某儿童项目，家长因不可控因素而无法及时回院访视导致超窗，应该怎么办？

（1）首先将该情况告知研究者及申办方，进行讨论沟通，必要时进行邮件沟通。

（2）若可以，询问受试者家长是否可以委托其他的家庭成员带受试者来院。

（3）研究者与申办方讨论后结合该项目的风险程度，决定该情况的临时应对措施。

（4）研究者与受试者家长电话联系，提前了解受试者目前情况。

（5）嘱受试者家长及时带受试者来院。

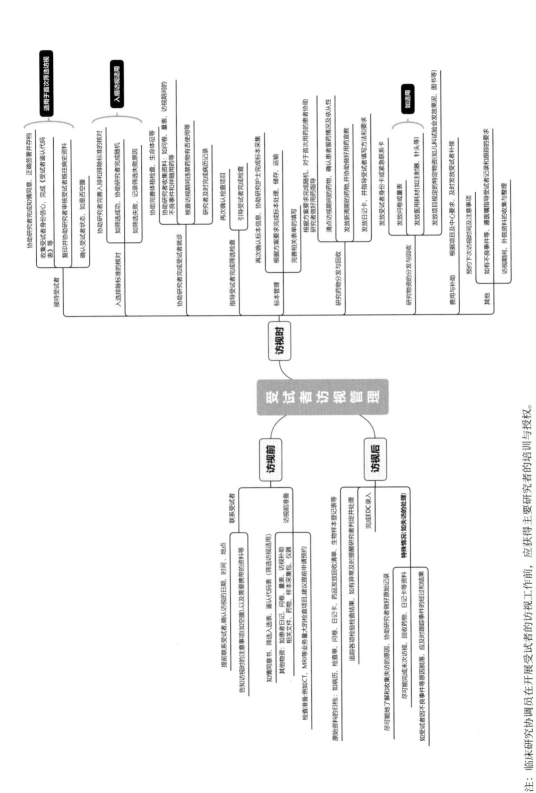

图 3-18　受试者访视管理流程

注：临床研究协调员在开展受试者的访视工作前，应获得主要研究者的培训与授权。

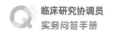

某儿童项目，研究者根据方案要求行剂量减停治疗后出现症状控制不佳情况，受试者家长自行恢复用药剂量，问应该怎么办？

由于该事件涉及受试者安全性，临床研究协调员在获知的第一时间，因向受试者家长了解目前受试者的一些基本情况，并快速将这些信息告知研究者。临床研究协调员在该情况下需要将受试者目前情况及研究者的考虑与建议反馈至申办方，才可进行下一步的措施。同时，再次告知受试者家长，若后期再发生该情况，需要先第一时间告知临床研究协调员或者研究者，不可自行增减药物剂量，以免造成无法预估的伤害。

某儿童项目受试者目前 13 岁，自行服药并记录日卡，临床研究协调员访视时发现，回收药物数量与日记卡记录不一致，且受试者对药物使用不上心，应该怎么办？此外，由于该受试者平时学业繁忙，且不重视本身病情及药物的使用，存在药物漏服用的情况，该情况下应如何进行处理？

由于儿童项目比较特殊，对受试者依从性管理，不仅仅只是对受试者，更是需要对受试者家长进行管理。首先，需要研究者对受试者及其家长再次进行受试者用药教育，告知受试者及受试者家长按医嘱服药的重要性。必要时给出受试者相应建议，如设定相应服药闹钟，及时进行日记卡记录，养成一定习惯。其次，进行阶段性电话访视，了解受试者药物使用及病情（如方案适用）。

受试者日记卡记录不及时且存在记录错误的情况，如何处理？

受试者日记卡是一种原始资料，受试者刚进入试验时，研究者需要对受试者及（或）监护人进行日记卡记录及使用的培训，他们需要明确相应版块的记录内容和要求，以及记录内容的重要性。尤其某些项目会使用电子日志的方式，且电子日志可能会及时传入系统，还有些项目的电子日志记录的依从性会影响受试者入组（低于百分之几就无法入组）。因此，必须和受试者及其家长明确日记卡记录的要求及重要性。

发生该情况后，需及时和受试者或其家长进行核对，及时纠错，并按照要求修改，争取做到原始记录的真实性、可靠性。

 某儿童项目，家长不愿带受试者行出组访视、归还药物该如何处理？

虽然在试验期间需要尊重受试者的选择，但是在上述情况下，临床研究协调员需要根据受试者安全性情况对受试者家长进行一定劝说，劝说无果的情况下，将该情况及时告知研究者，研究者对受试者进行再次沟通，研究者的专业性有时候会起到非常有效的作用。必要时将该情况及时反馈至申办方。另外，在受试者及其家长签署知情同意时，知情同意书中有明确写到受试者参加该试验后，需要配合进行的检查及复查的时间窗。需要注意的是，试验中所有的行为都是在获得受试者及受试者法定监护人同意的前提下进行。

 一个受试者在某院有多个 ID 号，如何准确找到该受试者既往病史呢？

受试者 ID 一般需要实名认证，即每个 ID 都会关联到本人的身份证信息。建议以身份证信息作为唯一识别码进行溯源和查询。必要时，由受试者和监护人做信息确认。

 因疫情原因，外地的受试者不能回临床试验机构进行安全性随访，能在当地医疗机构做检查吗？

对于安全性评估指标，申办者应确定是否有必要现场访视，以充分确保受试者安全。在进行风险评估后确定是否实施替代性安全评估方法，例如：将现场访视转换为电话或视频访视、推迟或取消访视，确保极其必要的访视才在临床试验机构内进行；当现场访视减少或推迟时，研究者应继续通过替代方式收集不良事件；在替代的评估机构（有资质的当地实验室或影像学中心）中完成常规检查。研究者应尽早对检测结果进行审阅、评估和处理，并做记录。这些替代方法应足以确保试验受试者安全。在方案未变更之前，应做好相

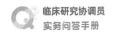
应方案偏离的记录和说明。

 22 **某受试者在知情前做的体检完全涵盖试验筛选检查需要的项目，可以直接引用吗？**

查询方案的相关规定，按照方案规定执行。需考虑体检报告是否在方案允许的筛选窗口内、是否为本地检测、方案是否接受本次检测等，并由研究者判定后决定。如果是中心实验室采集的标本建议重新采集；如果是涉及本地实验室的项目，应明确体检检测是否采用了统一的标准和仪器，若不是建议重新采集。

 23 **临床试验中受试者死亡，研究者评判与试验药物可能相关，这种情况下除需要报销医疗费外是否还应进行赔偿？**

需要。2020版《药物临床试验质量管理规范》规定：申办者应当承担受试者与临床试验相关的损害或者死亡的诊疗费用及相应的补偿；申办者和研究者应当及时兑付给予受试者的补偿或者赔偿。因此，如果受试者存在试验相关损害或死亡应该获得赔偿。注意以下两点：

（1）伦理委员会应当确保知情同意书、提供给受试者的其他书面资料说明了给受试者补偿的信息，包括补偿方式、数额和计划。

（2）申办者应当承担受试者与临床试验相关的损害或者死亡的诊疗费用，以及相应的补偿。申办者和研究者应当及时兑付给予受试者的补偿或者赔偿。

 24 **受试者随机前需获得其医学部门的入组审核，这个操作是否合规，实际执行时要注意什么？**

入排审核应由研究者评判，申办方医学部仅提供意见，应避免申办方干预研究者的决定。发送入组审核时，需注意受试者隐私保密。涉及受试者信息的部分应有去隐私化的措施。

在筛选期因某项化验检查值不符合入排标准是否可以重新筛选？

根据方案要求判断是否接受复测。复测需要按照方案的规定进行，同时，复测期间应避免使用不符合方案要求的医学干预。

方案未规定筛选失败的受试者是否可以接受重新筛选，请问受试者筛选失败后在项目组停止筛选前可以重新筛选吗？

是否允许受试者在项目规定的时限内进行重新筛选，需要结合方案设计层面，并与申办方医学部门确定。需要注意，重新筛选的流程及文件存档需符合《药物临床试验质量管理规范》及项目组要求。

如果是文盲受试者，在完成项目相关的问卷时是否可以由家属代为讲解过程，受试者给出分数后，再由家属签自己名字和日期，请问这种方式可行吗？

首先，需确认项目对于问卷填写的指导人员是否需要经过专门培训的研究人员。然后，根据项目要求判断是否可以由家属作为指导人员。

（1）如是，则应由研究人员朗读讲解问卷，受试者在对应位置处打钩或给出分数。同时，问卷指导和填写过程应有家属共同参与，家属需在问卷空白处签署自己姓名并签日期。以上过程需记录在原始病历中。

（2）如否，则可以由接受过培训的监护人或家属代为讲解问卷，并参考（1）执行，该过程也需要记录在原始病历中。

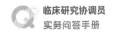

28 某项目新版 **3.0** 方案针对入排标准第 **5** 条进行了修订，但暂时未获得伦理委员会批准。目前有一位受试者，不符合旧版 **2.0** 方案入排标准第 **5** 条，但符合新版 **3.0** 方案入排标准第 **5** 条，这种情况是否可以筛选该受试者？

不能。修订后的方案需递交伦理并获得同意后方可执行，伦理委员会未同意前，不应该执行。

（张淑洁　陈炯靓）

第十三节　生物样本小知识

1 什么是生物样本？

生物样本是指健康或疾病生物体的生物大分子、细胞、组织和器官等样本。具体可分为：人体器官组织、全血、血浆、血清、生物体液，或经处理过的生物样本（DNA、RNA、蛋白等）。药物临床试验生物样本是指按照药物临床试验方案的要求、从临床试验受试者采集的需要进行分析的生物样本。

2 临床试验中的全血、血浆和血清是什么？

药物临床试验过程中常见的血液样本包括：全血、血浆、血清。详见图 3-19。

（1）全血：指将人体内血液采集到采血袋内所形成的混合物，包括血细胞和血浆的所有成分，根据采集部位的不同全血分为 3 种。①静脉全血：从肘前静脉以及婴幼儿和新生儿的颈部静脉抽取的血液；②动脉全血：股动脉、桡动脉和肱动脉处采集的血液；
③末梢全血：耳垂血和指血。

（2）血浆：指全血样本经抗凝离心去除血细胞（红细胞、白细胞、血小板等）后的剩余部分。

（3）血清：血液离体凝固后离心分离出来的液体，与血浆相比血清缺乏纤维蛋白原及某些凝血因子。

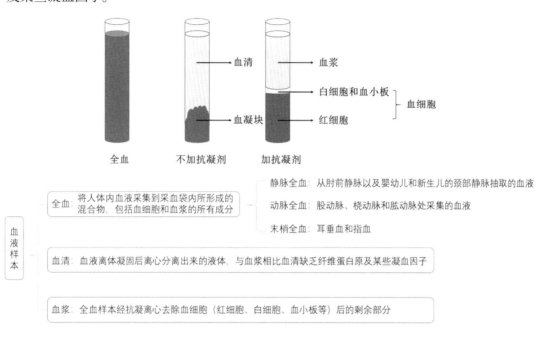

图 3-19　全血、血浆和血清

3　临床试验生物样本采集前有哪些注意事项？

（1）接受临床试验方案培训，熟悉方案中生物样本管理及实验室手册操作规程，了解并获取研究中心生物样本销毁的标准操作规程。

（2）定期检查采样包或试剂盒的有效期，如出现临近有效期或数量不足时，应及时与监查员联系。

（3）确认需要访视的受试者人数及访视周期，准备相应的采样包或试剂盒（若试验要求留取备用样本，应注意样本管的准备数量）并确认无误。检查生物样本采样包的有效期限、访视周期及数量。

（4）确认生物样本采集人员能准时到达现场。

（5）确认采集、处理样本的相关仪器及设备（如离心机、冰箱、冰柜）正常运行。

（6）采集任何与临床试验相关的样本前，应确保已获得受试者参加该项试验的知情同意书。

临床试验生物样本采集时需要注意哪些方面？

（1）核对信息：应仔细核对受试者基本信息、研究者开具的各项检查单内容、相对应的样本管标签内容及快递单上信息是否无误（中心实验室检查单一般包括受试者编号、受试者姓名缩写、性别、出生日期、访视编号、实验室检查项目、项目编号；本地实验室检查单一般包括受试者姓名、性别、年龄、门诊号/住院号、实验室检查项目）。

（2）核对物资：在生物样本采集前，需核对已准备的物资是否符合方案要求，再次检查受试者检查单上的信息（项目号、受试者编号、访视编号、采集日期、采集项目）与样本管标签上的内容是否一致。

（3）核对样本类别：采样前应熟悉本次采集样本的类别，如血液样本是抗凝血或促凝血。清晰地标示每个样本的信息，送中心实验室的样本按中心实验室要求标示，送本地实验室的样本按当地实验室要求标示。

（4）明确样本处理及储存条件：采样后样品的保存条件是否需要避光、低温等；样本是否需要进行处理，处理是否有时限等要求。应按相关样本处理操作规程的要求及时正确地完成样本采集和处理，并进行相关记录。

为什么很多检查项目需要空腹？

进食后血液成分会发生变化，影响一些检验检查的结果，如血糖、血脂、肝功能、胰岛素等；食物在胃内，使整个胃黏膜显露不清楚，会导致内镜检查（如胃镜、肠镜检查）结果不准确；饮食后胆汁会排空，胆囊缩小或者变形，很难确定胆囊缩小是病态还是因为饮食引起的，而胆囊在空腹的情况下，可以很清楚地看到胆囊的大小和形态。

因此，血糖、血脂、肝功能、胰岛素检查，胃镜、肠镜检查，腹部超声检查尤其是胆囊检查，常会需要空腹进行检查。

 使用药品对样本检查结果有影响吗？

部分药物对检验结果的影响很大，有的药品可以改变被测物的浓度，有的可以干扰试验的程序。许多药品对检验结果的干扰，常与血药浓度呈正相关，故检验取样应尽量避开血药浓度高峰期。必要时，应提早停药，以完全排除药物对检测的影响。

 为什么采血管有很多不同的颜色？

采血管分普通管、抗凝管和促凝管三类。常用抗凝剂有：草酸钾、草酸钠、枸橼酸钠、$EDTA-K_2$ 或 $EDTA-Na_2$、肝素、氟化物等。应根据不同的检验项目，选用合适的抗凝剂。

各种真空定量采血容器需根据要求标有不同的色码（图 3-20），从而适于不同检验项目，见表 3-3。

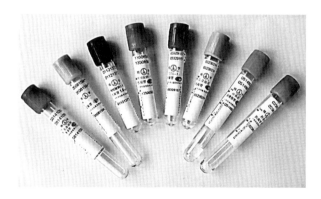

图 3-20　不同颜色的采血管（彩插 1）

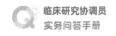
表 3-3　采血管及适用范围

管盖颜色 文字描述	可制备的标本 类型	添加剂	适用范围	要求
红色管盖	血清 / 血凝块	无	血清化学、血清学 和免疫血液学检验	含促凝物的试管采血后需颠倒混匀 5 次，无促凝物的试管采血后无须颠倒 混匀
紫色管盖	全血 /PBMC	EDTA、Na$_2$EDTA 或 K$_2$EDTA	全血细胞测定和免 疫血液试验	抽血后立即轻轻颠倒混匀 5 ~ 8 次
黑色管盖	全血 / 血细胞	109 mmol/L 枸橼 酸钠	红细胞沉降率	抗凝剂与血液为 1：4 混合，抽血后立 即轻轻颠倒混匀 5 ~ 8 次
浅蓝色管盖	全血 / 血浆	109 mmol/L 枸橼 酸钠	血小板功能和常规 凝血试验	抗凝剂与血液为 1：9 混合，抽血后立 即轻轻颠倒混匀 5 ~ 8 次
金黄色管盖	血清 / 血细胞	促凝剂和分离胶	常规血清生化实 验、药物动力学 试验	采血后，轻微颠倒 6 ~ 8 次，不能振摇； 至少静置半小时才能离心，样本在 48 小时内保持稳定
绿色管盖	血浆 / 全血	肝素锂、肝素钠	红细胞脆性试验， 血气分析，红细胞 压积试验，血沉及 普能生化测定	抽血后立即颠倒混匀 5 ~ 8 次
灰色管盖	血浆 / 全血	促凝剂和血糖降 解抑制剂	血糖检测	抽血后立即轻轻颠倒混匀 5 ~ 8 次

注：各种真空采血管头盖的颜色均为国际通用标准，试管上的标签有刻度线、取血量、有效期、内含添加剂物等说明。

 采血时，止血结扎时间应该怎样控制？

　　采血时，止血带结扎时间应小于 1 分钟，如超过 2 分钟，大静脉血流受阻而使毛细血管内压增高，使分子质量 <5000 的物质逸入组织液，或缺氧引起血液成分的变化，使检查结果不可靠。

 采血后为什么要用棉签按住抽血处？

　　人体出凝血时间一般 5 ~ 10 分钟。人体的血小板凝固比较快，在按压时只要血小板

续表

黏附聚集形成血栓后，就可以达到快速止血的目的。成人抽血后大概按压 5 分钟就可以止血。儿童通常易哭闹，不配合，按压位置不对、力度不够，很容易出现皮下血肿或淤血，所以建议家长按压 10 分钟以上。

 采血后为什么要轻微颠倒，不能振摇？

带抗凝剂的采血管，采集血样后要轻微颠倒 6～8 次，使抗凝剂与血液样本充分混合，但不可振摇，以防止血细胞破裂影响检测结果。

 有哪些预防溶血的措施？

（1）使用留置针采血时应准确定位并充分放好留置针，相邻采血点不宜间隔过长以免引起留置针阻塞。

（2）使用常规管径针头和真空取血管，对带有导管的重症患者或者静脉细弱的患者谨慎取血，避免从血肿部位取血和延长止血带作用时间，避免大力搅动样本并在合适的温度和湿度条件下取血。此外，还应注意离心、分离上清的条件和方法。

（3）非抗凝样本应静置一段时间待血块收缩后再离心，离心后及时分离血清，同时采取正确的包装和运输方式。

（4）对于需要收集血清的样本，在接收到样本的第一时间应将样本管口向上、垂直放置，减少对管状物的震动，促进样本血细胞凝血完全，可有效降低溶血的可能性。

 溶血对检验检查有什么影响？

血液样本溶血是临床生化检验中最常见的一种干扰和影响因素，溶血比色卡见图 3-21。溶血后可能导致检验结果不准确，不能客观真实地反映患者当时的身体状况，样本溶血对临床检验结果的影响表现见表 3-4。

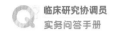
溶血判定比色卡

相对溶血分级

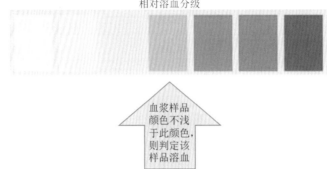

血浆样品
颜色不浅
于此颜色，
则判定该
样品溶血

图 3-21　溶血比色卡（彩插 2）

表 3-4　样本溶血对临床检验结果的影响表现

检验检查项目	样本溶血对临床检验结果的影响
红细胞计数和红细胞比容	红细胞计数随着溶血的程度而减少，红细胞比容（Hct）随着溶血的程度而下降
凝血功能检查	溶血会造成凝血酶原时间（PT）、活化部分凝血活酶时间（APTT）检测结果降低
乙肝抗体测量	溶血后可显著增加抗 HCV 及 HBsAg 的 OD 值，造成假阳性的检测结果。溶血对 HBsAg 结果影响很大，当浓度大于 25% 的红细胞发生破裂溶血，即可导致假阳性
体液平衡	溶血后会使血清离子钙、血清无机磷测得值升高
对酶类的影响	样本溶血后导致血清中的某些酶类检测结果异常：溶血样本 CK、CKMB、LDH、HBDH、AST 结果偏高
心肌酶谱分析	溶血对心肌酶学指标产生明显的正干扰，尤其对 CK 对心肌影响严重，轻微的溶血，可使 CK-MB 成倍升高，严重溶血可使其假性增高 10 倍以上，故溶血样本不适宜测定 CK
血糖、血脂测定	溶血会使葡萄糖氧化酶 – 过氧化物酶偶联法测定的血糖结果偏高，而对血脂测定结果影响较小
肾功能	样本溶血后肌酐值降低，尿素值变化不明显，但也有肌酐、尿酸值溶血后升高，尤其是肌酐显著升高，也有尿酸减低现象

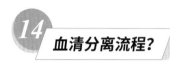

13 为什么采血后静置 30～60 分钟才能分离血清？

血液形成凝块的时间需 30～60 分钟，血液样本需自发完全凝集后方可进行离心操作。因此，标准操作规程一般规定采血后静置 30～60 分钟后再离心获得血清样本。

14 血清分离流程？

血清分离的一般流程（图 3-22）：

（1）将普通血清管（无添加剂采血管）室温静置 1 小时或快速血清管（含促凝剂采血管）室温静置 5 分钟或惰性分离胶促凝管（含惰性分离胶和促凝剂采血管）室温静置 30 分钟。

（2）然后将采血管放置于离心机中，离心力调至 1500～2000g，离心 10 分钟。

（3）离心机停止后，取出采血管。血样分为两层（普通或快速血清管），上层为浅黄色澄清血清层，下层为暗红色的血凝块层；或三层（惰性分离胶促凝管），上层为浅黄色澄清血清层，中层为透明的分离胶层，下层为暗红色的血凝块层。

（4）使用合适的移液枪或一次性巴氏吸管小心吸取血清层，避免吸取血凝块层或分离胶层。

（5）将血清分装至冻存管中，置于湿冰上，立即转运至样本库。

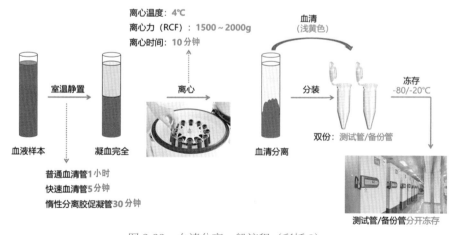

图 3-22　血清分离一般流程（彩插 3）

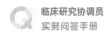

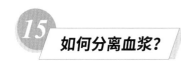

如何分离血浆?

抗凝血采集完成后,轻轻颠倒采血管 8 次,即可通过离心的方式分离血浆。血浆分离流程(图 3-23):

(1)将抗凝采血管放置于离心机中,离心力调至 1500 ~ 2000g,离心 10 分钟。

(2)离心机停止后,取出采血管(不可颠倒),血样分为三层:上层为浅黄色澄清的血浆层,中层为灰白色的白膜层,下层为暗红色的红细胞层。

(3)使用合适的移液枪或一次性巴氏吸管小心吸取血浆层,避免破坏白膜层。

(4)将血浆分装至冻存管中,置于湿冰上,立即转运至样本库。

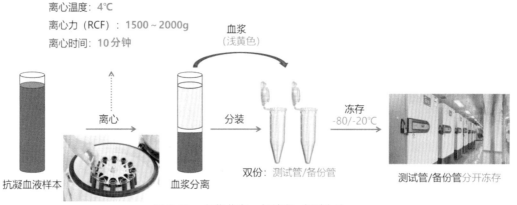

图 3-23　血浆分离一般流程(彩插 4)

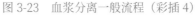

某项目要求 PK 血样采集后静置 30 分钟,静置的时间包括工作人员走路运送样本的时间,是否可以?

建议静置时间不要包含走路运送时间。对于不在同一处进行采集和分离的样本,为了避免血样标本静置凝结时间不足导致检测结果出现错误或偏差,应避免剧烈摇晃、振荡;如果一定要在静置期间进行转移,建议将血样标本放置于标本架中,并使用推车进行转移。

17 离心机的用途是什么？主要分哪几类？

离心机借助转轴高速旋转产生离心力，使不同密度、不同大小的物质分开。在临床试验项目进行中，涉及血液样本处理时常使用到离心机。按照转速高低，离心机可以分为低速（<8000rpm）、高速（8000～20 000rpm）、超速（>50 000rpm）三种类型。

18 离心机有哪些主要参数？

离心机主要参数包括相对离心力、转速、温度和离心时间，离心机设置面板样式见图3-24。

（1）相对离心力（Relative Centrifugal Force，rcf）：其大小取决于试样所处的位置至轴心的水平距离即离心机旋转半径R和转速n，一般以g（重力加速度）的倍数来表示。某些用于生化、免疫等检验需要获得高品质的血清样本，通常会在采血管中添加医用高分子分离胶，在离心过程中若出现试管中凝胶附着在底部，与血样没有充分混匀，可在方案允许的离心速度范围内采用更高的转速重新离心，以达到重新混匀并分离的效果。

（2）转数：以每分钟转数（Revolutions Per Minute，rpm）表示，由于不同型号的离心机旋转半径R有所不同，应根据实际情况调整转速设置，以达到足够大的相对离心力。

（3）温度：对于某些对温度有要求的血液样本，离心操作时除了控制好离心的温度，还需要提前对离心机进行适当的预冷或预热，具体温度严格按照研究方案设置。

（4）离心时间：从离心速度达到设置值起算到离心机开始停止转动的时间，应根据研究方案设置具体离心时间，当离心机处于最大转数仍无法使血液样本离心完全时，可在研究方案允许范围内延长离心时间。

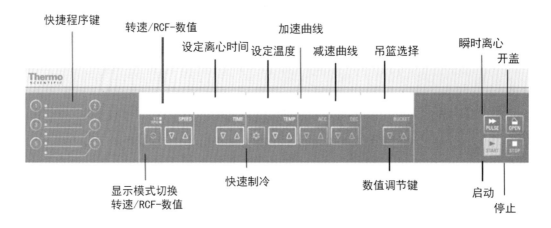

图 3-24 离心机面板样式

19 为什么血液样本离心的参数设置很重要?

离心机主要参数（相对离心力、转速、温度和离心时间）的设置是整个离心环节的核心要素，不当的离心条件会严重影响样本的质量。

（1）离心速度过高或离心时间过长容易造成血样发生溶血。

（2）离心速度过低或离心时间过短，将会导致样本分离不充分，部分物质保留在血浆或血清中会严重干扰后期的检测分析。

（3）临床研究协调员在离心前需要清晰了解临床试验项目对离心机参数的要求，在血液样本离心前，需反复确认离心机的各项参数是否设置正确。

20 使用离心机时有哪些需要注意的事项?

（1）严格按照离心机标准操作规程进行使用。离心前检查离心机各部件组装完好，严格将样品离心管配平，并对称分布于转头中。装载液体时，根据离心液体的性质及体积选用适合的离心管，对于无盖的离心管，液体不得超过离心管总体积的 2/3。严禁使用显著变形、损伤或老化的离心管。

（2）需要低温离心的样本应当提前将离心机预冷。

（3）离心过程中实验人员不得离开，需要随时观察离心机的显示屏是否正常显示，如显示异常或离心机发出报警提示音应立即停机检查，及时排除故障。

（4）注意离心机的日常维护和保养，定期检查各零件是否在使用期限内，若超出须按规定降速使用或报废。

21 样本分装过程有哪些注意事项？

血液样本离心后，应根据实验室手册或项目管理要求进行分装，需特别注意：①仔细核对分装管信息避免分装错误；②关注血样形态，在发现样本呈现出异常类型（如乳糜、溶血、脂血、黄疸等）时需及时反馈、如实记录。

22 液氮和干冰在临床试验中有哪些用途？

液氮是指液态的氮气，在常压下，液氮温度为 $-196.56℃$。液氮由于其化学惰性，可以直接和生物组织接触，在不破坏生物活性的前提下可立即冷冻保存活体组织，可以用于生物样本或样品的贮藏。

干冰是固态的二氧化碳，在常压下，干冰温度为 $-78.5℃$。临床试验中干冰常用于生物样本的冷藏运送。

23 什么是冷藏、冷藏药品、冷处保存？

冷藏是指在低于常温但不低于物品冻结温度条件下的一种保藏方法。冷藏药品是指对储存、运输有冷处要求的药品。《中国药典》规定，药品冷处保存温度是指 $2 \sim 10℃$。

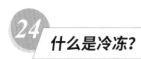

24 什么是冷冻？

冷冻是指降低温度，使物体凝固、冻结。很多生物样品的贮藏、运输会有冷冻温度的要求，需要仔细阅读方案和相关标准操作规程的要求。

25 是不是所有的样本采集后都需要冷藏？

不是。不同的样本采集后需要保存在不同的条件下，防止样本保存不当使检验检查结果受到影响。所以临床研究协调员操作时一定要仔细阅读相关标准操作规程。

26 需先储存再定期运送的生物样本在储存时有哪些注意事项？

（1）需先储存再定期运送的生物样本，按要求在合适的时间、空间内储存生物样本，并做好登记。

（2）储存生物样本的空间外部应有明确标识，在该储存空间内分区存放不同样本，标示清楚。

（3）按方案要求定期核对存储空间的温度、相对湿度并及时记录。

27 生物样本运送时的注意事项？

（1）临床研究协调员协助研究者对生物样本进行核对、清点再次核对、清点；无误后进行生物样本的运送登记。

（2）按要求正确包装生物样本，防止因包装问题导致样本无法使用。

（3）根据要求提前预约快递公司，确认运送时间及运送条件，正确填写快递单。

（4）确认取件人妥善包装生物样本。如需低温运送的标本，应提前准备足量的干冰，还需确认温度计的正确使用，并在快递单上签字确认。

（5）快递单要保存在本地研究中心。

（6）采用冷链运输时，应对冷链运输设施或设备进行验证，并定期进行再验证；应由专人负责对冷链运输设施设备进行定期检查、清洁和维护，并建立记录和档案。

生物样本的分析结果追踪的注意事项？

（1）如中心实验室负责检测的生物样本，临床研究协调员应协助研究者在合理时间内获取与受试者随访有关的分析结果（参照具体方案），及时下载打印，并请研究者评估结果，签字和日期。

（2）对于本地实验室负责检测的生物样本，及时打印，并请研究者评估、签字和日期。

（3）若结果未在规定的时间内获得，应及时与样本检测部门联系，查找原因，及时获取检验结果。

（4）若发现实验室的正常值范围发生改变，应及时通知研究者和临床研究监查员，并收集新的实验室正常值范围。

（5）妥善保存相关文档和记录。

生物样本文件的归档和保密的注意事项？

（1）所有生物样本的运送清单、快递单、生物样本登记表、生物样本存放冰箱温度记录表、研究中心销毁流程及申办方书面的销毁记录等，都要存放在研究者文件夹中。

（2）为保护受试者的隐私和生物样本的安全，确保所有上述文件及样本只有被授权的人员可以接触，并存放在指定带锁的文件柜中。

生物样本的销毁的注意事项？

（1）根据方案要求将需要销毁的生物样本清点后，根据研究中心和申办方要求将收集好的生物样本放置在指定区域由授权人员进行销毁。

（2）销毁文件中必须详细记录销毁样本的详细信息，如受试者编号、样本内容及数量、采集日期等，销毁人员需在销毁文件上签署姓名及日期。

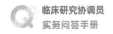

31 什么是正常值范围？

正常医学参考值范围来自相对绝大多数处于健康状态人的测定结果。一般以所选择相对健康的正常人群测定值中的 95% 划定正常值的界限，所以仍有约 5% 的健康人的结果分布在异常区域内。因此，略超出正常值范围的结果不一定代表有疾病，应结合相应的检查结果之后，再与正常值比较，由医师根据情况判断是否有临床意义。

32 什么是室间质评证书？

室间质量评价（External Quality Assessment，EQA），是多家实验室分析同一样本，并由外部独立机构收集和反馈实验室上报的结果，以此评价实验室操作的过程。通过室间质评可以间接检验实验室的检测结果是否在控。通过 EQA 的实验室可以从相关检测机构获得室间质评证书。

33 如何避免未按方案规定的时间进行采样？

提高方案依从性，避免患者访视超窗导致样本采集时间超窗。避免研究者因不熟悉方案、工作繁忙或没有及时核对方案等，导致未在方案规定的时间内开具生物样本采集单。

34 如何避免记录的样本采集时间在检验时间之后和漏采？

加强样本采集人员方案培训；统一样本采集时间或样本分析时间参考的时钟等设备，并及时对设备进行校准，避免时间记录不准确或不符合逻辑顺序。

35 如何避免研究中心与第三方检测结果不一致？

加强对取材人员业务及方案培训；避免样本离体时间过长未进行处理；统一检测方法，考察方法精密度和准确度是否符合要求。

36 哪些知情同意内容与生物样本相关？

生物样本的采集量、采集频率和样本用途等均应充分告知受试者，受试者表示知情同意并签署知情同意书。避免出现知情同意书未涵盖研究方案要求的所有关于样本采集的内容，研究者也未告知受试者缺少的内容的情况。如某试验生物样本需送国外检测，知情同意书未提及，研究者也未告知受试者。为避免此类情况发生，申办方应避免知情同意书设计缺陷，研究者应参与并认真审核知情同意书。同时，研究者应加强对《药物临床试验质量管理规范》管理的意识，充分认识研究者职责并履行，告知受试者知情同意书缺少的内容。

37 中心实验室检测的利与弊？

采用中心实验室，有利因素是来自不同临床中心样本检测结果具有可比性，数据快速集中进入统计数据库。但不利之处是其结果有可能向临床中心的反馈不及时，如受试者出现危急值，而检测结果不能及时反馈至研究者，不能对受试者进行适当医学处理。对中心实验室的检查还应关注待测样本检测是否根据方案和标准操作规程要求及时进行检测，复测是否符合实验室相关标准操作规程，检测结果的更正是否合理等；另外，样本外送过程中可能出现的样本管理风险。

（叶青　王瑞）

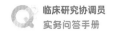
第十四节　生物安全小知识

为什么要了解生物安全知识?

　　了解生物安全知识的目的是为了保护自己和他人。临床试验过程中可能会直接接触大量的临床标本,如受试者的血液、尿液、粪便、穿刺液等。如这些标本部分来自感染性疾病患者,可能同时含有不同的微生物如细菌、病毒、立克次体、寄生虫、衣原体、支原体等。与这些标本接触,如果不了解生物安全防护知识,没有落实防护措施,不仅极易发生获得性感染,甚至还可能造成感染扩散。因此,应加强生物安全知识的学习,掌握并执行安全防范措施。

生物安全防护的概念是什么?

　　生物安全防护(Bio-Safety Containment)是指在临床及实验过程中避免生物危险因子,特别是对生物体包括实验室工作者的伤害和对环境的污染的意识和措施,也包括防止病原体或毒素丢失、被窃、滥用、转移或有意释放而采取的安全措施。

生物安全防护知识的主要内容有哪些?

　　生物安全防护知识主要内容包括:

　　(1) 了解所从事专业涉及传染性或潜在传染性生物因子的种类、传播途径、危害性、预防方法。

　　(2) 生物标本的正确采集、处置方式。

　　(3) 自身防护,各种防护用具的正确使用方法。

　　(4) 各种消毒、灭菌器具及消毒剂的正确使用方法。

　　(5) 意外事故的应急处理方式。

（6）医疗废物的处置方式等。

什么是标准预防？

标准预防是基于患者的血液、体液、分泌物（不包括汗液）、非完整皮肤和黏膜均可能具有感染性，在接触这些物质以及患者黏膜和非完整皮肤时医疗机构所有受试者和工作人员必须采取的措施，包括：

（1）手卫生：洗手、卫生手消毒和外科手消毒。

（2）根据预期可能的暴露穿戴隔离衣、手套、口罩、护目镜或防护面屏等。

（3）安全注射。

（4）穿戴合适的防护用品处理患者环境中污染的物品与医疗器械。在临床试验过程中工作人员需要采取标准预防措施来避免自身和他人感染。

标准预防的具体措施有哪些？

标准预防适用于近距离接触所有受试者的全过程，具体要求：

（1）接触受试者前后均需要采取流动水洗手或快速手消毒剂涂抹双手。

（2）接触血液、体液、分泌物、排泄物等物质以及被其污染的物品时应当戴手套。

（3）脱去手套后立即洗手。

（4）工作人员的工作服、脸部及眼睛有可能被血液、体液、分泌物等物质喷溅污染时，应戴外科口罩、防护眼镜或者面罩，穿隔离衣或防水围裙。

（5）处理所有的锐器时应当特别注意，防止被刺伤。

（6）对受试者用后的医疗器械、器具应当采取正确的消毒灭菌措施（如需）。

对于传染病患者采取标准预防措施是否足够？

对于传染病患者采取标准预防措施是不够的。标准预防是针对所有受试者都需要进行的措施。对于接触确诊或疑似传染病患者，需要采取额外措施以预防经空气、飞沫、接触传播的疾病。

 7 **如果接触的是患有接触传播疾病的患者，应如何采取预防措施？**

常见的接触传播疾病有梅毒、肠道感染、多重耐药菌感染、皮肤感染等。在标准预防的基础上，需要采用接触传播的隔离与预防，具体要求有：

（1）进入隔离房间（门外有"接触隔离"标识）或接触该受试者（床边有"接触隔离"标识）时须戴手套，手上有伤口时应戴双层手套。

（2）进入隔离病室，从事可能污染工作服的操作时，应穿隔离衣。

（3）脱手套、隔离衣后，须用抗菌皂液洗手，或用快速手消毒剂消毒双手。

（4）隔离患者使用的医疗设备尽量专用，不能专用的物品如轮椅，在每次使用后须消毒。

（5）受试者留取的标本封闭存放，并在标本盒或试管外张贴接触隔离标识，封闭转运。

 8 **如果接触的是患有飞沫传播疾病的患者，应如何采取预防措施？**

儿科常见飞沫传播疾病，如百日咳、白喉、流行性感冒、病毒性腮腺炎、流行性脑脊髓膜炎、手足口病等。接触这类患者时，在标准预防的基础上，采用飞沫传播的隔离预防措施，具体内容如下：

（1）进入隔离房间（门外有"飞沫隔离"标识）应严格按照区域流程，不同的区域穿戴不同的防护用品，离开时按要求摘脱，并正确处理使用后物品。与受试者近距离（1米以内）接触，应戴帽子和医用防护口罩；进行可能产生喷溅的操作时（谈话或进行雾化吸入、吸痰、咽拭子采样等操作时），应戴护目镜或防护面罩，穿防护服；当接触患者及其血液、体液、分泌物、排泄物等物质时应戴手套。

（2）该患者留取的标本封闭存放，并在标本盒或试管外张贴飞沫隔离标识，封闭转运。

9 如果接触的是患有空气传播疾病的患者，应如何采取预防措施？

常见的空气传播疾病有麻疹、水痘、肺结核等，在标准预防的基础上，采用空气传播的预防与措施，应做好以下几点：

（1）进入负压病房，应严格按照区域流程，在不同的区域，穿戴不同的防护用品。

（2）进入确诊或可疑受试者房间时，应戴帽子、医用防护口罩；进行可能产生喷溅的诊疗操作时，应戴护目镜或防护面罩，穿防护服；当接触受试者及其血液、体液、分泌物等物质时应戴手套。

（3）该患者留取的标本封闭存放，并在标本盒或试管外张贴空气隔离标识，封闭转运。

10 如果接触的是保护性隔离的患者，应如何采取保护措施？

保护性隔离的对象主要是易感人员，如移植患者、粒细胞严重缺乏等免疫功能严重受损患者、极低体重儿等。尽量不接触易感患者，如确有必要，应采取防护措施。接触患者及周边物品和环境前应严格执行手卫生规范，正确穿戴口罩、帽子、隔离衣。工作人员患感染性疾病期间，不得进入保护性隔离患者的病室。

11 医院的医疗废物是如何分类的？

医院的医疗废物分五类：感染性废物、病理性废物、损伤性废物、药物性废物、化学性废物。常见的医疗废物分类目录见表3-5。

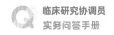
表 3-5　医疗废物分类目录

类别	特征	常见组分或废物名称
感染性废物	携带病原微生物具有引发感染性疾病传播危险的医疗废物	1. 被患者血液、体液、排泄物等污染的除锐器以外的废物 2. 使用后废弃的一次性使用医疗器械，如注射器、输液器、透析器等 3. 病原微生物实验室废弃的病原体培养基、标本，菌种和毒种保存液及其容器；其他实验室及科室废弃的血液、血清、分泌物等标本和容器 4. 隔离传染病患者或者疑似传染病患者产生的废弃物
损伤性废物	能够刺伤或者割伤人体的废弃的医用锐器	1. 废弃的金属类锐器，如针头、缝合针、针灸针、探针、穿刺针、解剖刀、手术刀、手术锯、备皮刀、钢钉和导丝等 2. 废弃的玻璃类锐器，如盖玻片、载玻片、玻璃安瓿等 3. 废弃的其他材质类锐器
病理性废物	诊疗过程中产生的人体废弃物和医学实验动物尸体等	1. 手术及其他医学服务过程中产生的废弃的人体组织、器官 2. 病理切片后废弃的人体组织、病理蜡块 3. 废弃的医学实验动物的组织和尸体 4. 16 周胎龄以下或重量不足 500g 的胚胎组织等 5. 确诊、疑似传染病或携带传染病病原体的产妇的胎盘
药物性废物	过期、淘汰、变质或者被污染的废弃的药物	1. 废弃的一般性药物 2. 废弃的细胞毒性药物和遗传毒性药物 3. 废弃的疫苗及血液制品
化学性废物	具有毒性、腐蚀性、易燃性、反应性的废弃的化学物品	列入《国家危险废物名录》中的废弃危险化学品，如甲醛、二甲苯等；非特定行业来源的危险废物，如含汞血压计、含汞体温计，废弃的牙科汞合金材料及其残余物等

在医院环境中，对医疗废物该如何处置？

　　医院各部门备有黄色并有警示标识的医疗垃圾专用袋、医疗垃圾桶、黄色并有警示标识的医疗垃圾转运箱和专用利器盒（图 3-25）。医疗废物由专人、定时、规定时间和线路收集，收集后暂存在医疗废物暂存点并由专门的公司集中处置。医疗垃圾按照要求分类放入指定的医疗垃圾桶（表 3-6）。

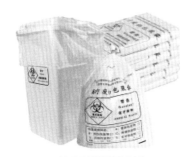

医疗垃圾
MEDICAL WASTE
感染性垃圾

感染性垃圾桶（袋）

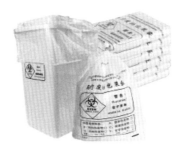

医疗垃圾
MEDICAL WASTE
病理性垃圾

病理性垃圾桶（袋）

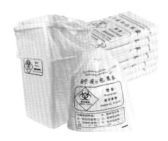

医疗垃圾
MEDICAL WASTE
药物性垃圾

药物性垃圾桶（袋）

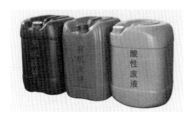

医疗垃圾
MEDICAL WASTE
化学性垃圾

化学性废物专用废液桶

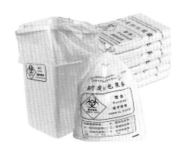

医疗垃圾
MEDICAL WASTE
损伤性垃圾

损伤性垃圾桶（袋）、便签盒

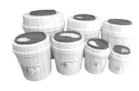

图 3-25　医疗垃圾桶及相应标签（彩插 5）

表 3-6　医疗废弃物处置方法

类别	标签及放置医疗垃圾桶	收集方式
感染性废物	感染性垃圾桶（袋），医疗垃圾桶内盛专用医疗垃圾袋并标记废物类别（下同）	1. 收集于符合《医疗废物专用包装袋、容器和警示标志标准》（HJ421）的医疗废物包装袋中 2. 病原微生物实验室废弃的病原体培养基、标本，菌种和毒种保存液及其容器，应在产生地点进行压力蒸汽灭菌或者使用其他方式消毒，然后按感染性废物收集处理 3. 隔离传染病患者或者疑似传染病患者产生的医疗废物应当使用双层医疗废物包装袋盛装
损伤性废物	损伤性垃圾桶（袋）、利器盒	1. 收集于符合《医疗废物专用包装袋、容器和警示标志标准》（HJ421）的利器盒中 2. 利器盒达到 3/4 满时，应当封闭严密，按流程运送、贮存
病理性废物	病理性垃圾桶（袋）	1. 收集于符合《医疗废物专用包装袋、容器和警示标志标准》（HJ421）的医疗废物包装袋中 2. 确诊、疑似传染病产妇或携带传染病病原体的产妇的胎盘应使用双层医疗废物包装袋盛装 3. 可进行防腐或者低温保存

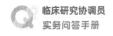
续表

类别	标签及放置医疗垃圾桶	收集方式
药物性废物	药物性垃圾桶（袋）	1. 少量的药物性废物可以并入感染性废物中，但应在标签中注明 2. 批量废弃的药物性废物，收集后应交由具备相应资质的医疗废物处置单位或者危险废物处置单位等进行处置
化学性废物	专用废液桶	1. 收集于容器中，粘贴标签并注明主要成分 2. 收集后应交由具备相应资质的医疗废物处置单位或者危险废物处置单位等进行处置

 在实验室，安全防护的基本要求有哪些？

实验室的安全防护基本要求见图 3-26。

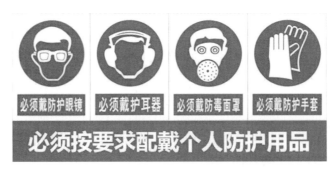

图 3-26　安全防护基本要求

（1）实验室工作区禁止饮食、抽烟、处理隐形眼镜、使用化妆品、存放食品等。

（2）正确使用适当的个体防护装备，如手套、护目镜、防护服、口罩、帽子、鞋等。个体防护装备在工作中发生污染时，须更换后才能继续工作。

（3）不在实验室内存放或饲养与实验无关的动植物。

 在工作中如何避免锐器伤的发生？

（1）规范使用和处理利器：不宜试图弯曲、截断、破坏针头等锐器。

（2）不宜用手从注射器上取下针头或重新回套针头套，必要时使用专用的工具操作。

（3）使用后的锐器要置于专用的耐扎容器中（利器盒），不要超过规定的盛放容量（一般为 3/4）。

（4）需重复使用的锐器应置于防水耐刺的容器内，以便于运输及再处理。

（5）尽量避免使用易碎的器具，不宜直接用手处理打破的玻璃器具。

15 手套使用的注意事项是什么？

在进行实验室一般性工作以及处理感染性物质、血液和体液时，应使用一次性乳胶、乙烯树脂或聚腈类材料的手术用手套。如使用可重复使用的手套，必须注意采取正确的冲洗、摘除、清洁并消毒方式。在操作完感染性物质、结束生物安全柜中工作以及离开实验室之前，均应该摘除手套并彻底洗手。用过的一次性手套应该与实验室的感染性废弃物一起丢弃。在进行尸体解剖等可能接触尖锐器械的情况时，应该佩戴不锈钢网孔手套，防止切割损伤，但不能防止针刺损伤。手套不得戴离实验室区域。脱手套后应及时用流动水洗手。摘除手套的正确方法见图 3-27。

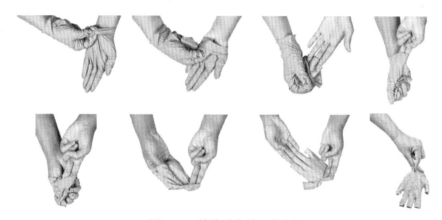

图 3-27　摘除手套的正确方法

16 如何使用护目镜？

（1）注意在佩戴前应检查护目镜有无破损，佩戴装置有无松解。

（2）应使用双手佩戴护目镜，戴在常规视力矫正眼镜或隐形眼镜的外面。

（3）一旦护目镜被患者体液或血液污染应立即清洁和消毒。

（4）使用完毕应捏住靠近头部或耳朵的一边摘掉护目镜，放入回收或医疗废物容器内，每次使用后应对护目镜进行清洁与消毒。

使用方法见图 3-28、图 3-29。

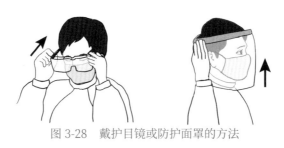

图 3-28　戴护目镜或防护面罩的方法

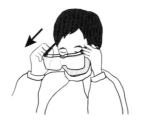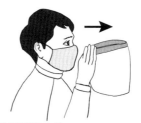

图 3-29　摘护目镜或防护面罩的方法

如何使用面罩（面屏）？

（1）当可能接触喷溅污染物情况时，操作者需要佩戴面屏。

（2）根据佩戴方式不同，面屏一般分为头盔式和头戴式。

（3）佩戴时只需将面屏直接佩戴至头部适当位置并调节舒适度。

（4）摘下时需要捏住靠近头部或耳朵的一边，摘掉后需将面屏放入回收器具或医疗废物容器中。

使用口罩注意事项？

（1）根据防护范围不同有多种类别的口罩，需根据防护需要选择合适的口罩：

①N95口罩可用于空气传播疾病的呼吸道防护；②外科口罩可用于呼吸道飞沫传播疾病的防护；③一般医用口罩仅限于普通病原微生物的防护。

（2）佩戴口罩前洗手。

（3）外科口罩及一般医用口罩的佩戴方法：佩戴口罩时将口罩紧贴面部，注意口罩有颜色的一面朝外，有金属片的一面朝上；将口罩的橡皮筋绕在耳朵上，或系紧固定口罩的绳子，使口罩紧贴面部，保证口罩完全覆盖口鼻和下巴；按紧口罩上端的金属片沿鼻梁两侧按紧，使口罩紧贴面部。

（4）N95口罩的佩戴方法：使用前先拉伸上下头带；一手托住防护口罩，有鼻夹的一面背向外；将防护口罩罩住鼻、口及下巴，鼻夹部位向上紧贴面部。用另一只手将下方系带拉过头顶，放在颈后双耳下，再将上方系带拉至头顶中部；将双手指尖放在金属鼻夹上，从中间位置开始，用手指向内按鼻夹，并分别向两侧移动和按压，根据鼻梁的形状塑造鼻夹；每次佩戴医用防护口罩进入工作区域之前，应进行密合性检查。检查方法将双手完全盖住防护口罩，快速的呼气，若鼻夹附近有漏气应调整鼻夹，若漏气位于四周，应调校头带及鼻梁金属条到不漏气为止。

（5）佩戴口罩后，避免触摸口罩，以防降低保护作用；若必须触摸口罩，在触摸前后都要彻底洗手。

（6）不得将实验过程中佩戴的口罩戴离实验区域。

正确佩戴口罩方式见图3-30。

  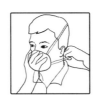 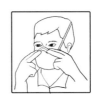

图3-30　N95口罩的正确佩戴

19　如何保护双手不被污染？

（1）处理生物危害性材料时，必须佩戴手套，但这并不能代替洗手，处理完后以及离开实验室前均必须洗手。大多数情况下，用洗手液和水彻底冲洗足够清除手部污染。

（2）高度危险的情况下，可在洗手后涂抹手消毒剂，按医务人员七步法（图3-31）对手各部位充分搓洗至少15秒，用干净水冲洗后再用干净的纸巾擦干。推荐使用脚控或肘控的水龙头。如果没有安装，应使用纸巾来关上水龙头，以防止再度污染洗净的手。

（3）没有洗手条件时，用酒精或快速手消毒剂揉搓擦手来清除双手的轻度污染。

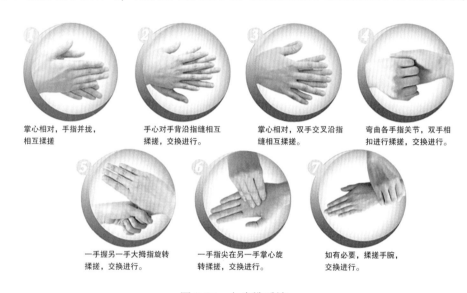

图3-31　七步洗手法

20 标本的收集、标记和运输的注意事项有哪些？

标本的收集、标记和运输过程中始终遵循标准防护方法，具体内容如下：

（1）所有操作均须戴手套。

（2）应当由受过培训的人员来采集患者血样。在静脉抽血时，应当使用一次性的安全真空采血管取代传统的针头和注射器，抽完血后及时将废弃针头置入利器盒。

（3）标本应留存在防水、防漏容器内并贴上指示内容物的适当标签。

（4）运输、转运过程中应置于适当容器中（防水、防漏，包裹足量的吸收性材料，以便内层容器打破或泄漏时，能吸收溢出的所有液体）。

（5）检验申请单应当分开放置在防水袋或信封内。

21 在生物样本采集处理过程中应该掌握的应急程序有哪些？

生物样应急处理流程见图 3-32。

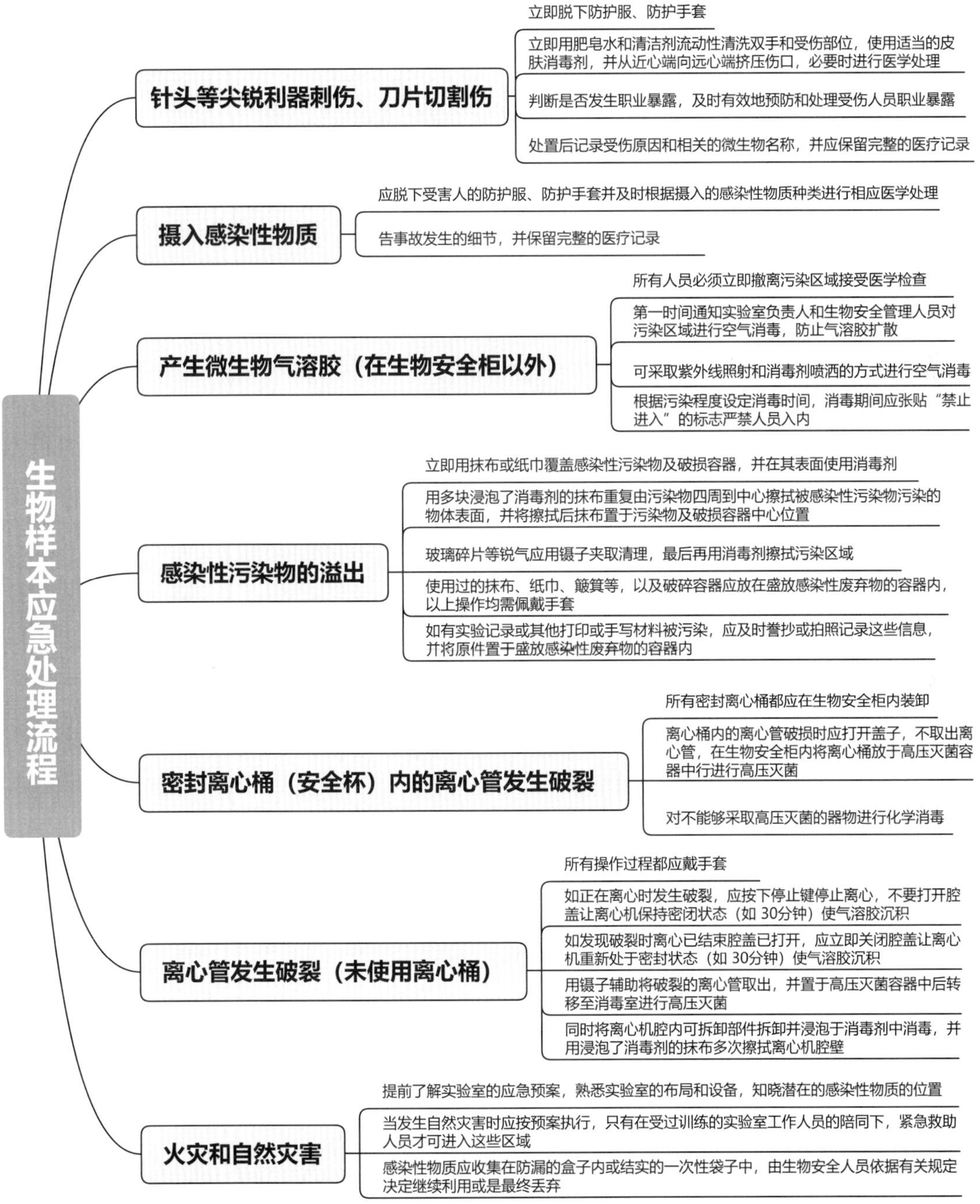

生物样本应急处理流程

针头等尖锐利器刺伤、刀片切割伤
- 立即脱下防护服、防护手套
- 立即用肥皂水和清洁剂流动性清洗双手和受伤部位，使用适当的皮肤消毒剂，并从近心端向远心端挤压伤口，必要时进行医学处理
- 判断是否发生职业暴露，及时有效地预防和处理受伤人员职业暴露
- 处置后记录受伤原因和相关的微生物名称，并应保留完整的医疗记录

摄入感染性物质
- 应脱下受害人的防护服、防护手套并及时根据摄入的感染性物质种类进行相应医学处理
- 告事故发生的细节，并保留完整的医疗记录

产生微生物气溶胶（在生物安全柜以外）
- 所有人员必须立即撤离污染区域接受医学检查
- 第一时间通知实验室负责人和生物安全管理人员对污染区域进行空气消毒，防止气溶胶扩散
- 可采取紫外线照射和消毒剂喷洒的方式进行空气消毒
- 根据污染程度设定消毒时间，消毒期间应张贴"禁止进入"的标志严禁人员入内

感染性污染物的溢出
- 立即用抹布或纸巾覆盖感染性污染物及破损容器，并在其表面使用消毒剂
- 用多块浸泡了消毒剂的抹布重复由污染物四周到中心擦拭被感染性污染物污染的物体表面，并将擦拭后抹布置于污染物及破损容器中心位置
- 玻璃碎片等锐气应用镊子夹取清理，最后再用消毒剂擦拭污染区域
- 使用过的抹布、纸巾、镊子等，以及破碎容器应放在盛放感染性废弃物的容器内，以上操作均需佩戴手套
- 如有实验记录或其他打印或手写材料被污染，应及时誊抄或拍照记录这些信息，并将原件置于盛放感染性废弃物的容器内

密封离心桶（安全杯）内的离心管发生破裂
- 所有密封离心桶都应在生物安全柜内装卸
- 离心桶内的离心管破损时应打开盖子，不取出离心管，在生物安全柜内将离心桶放于高压灭菌容器中行进行高压灭菌
- 对不能够采取高压灭菌的器物进行化学消毒

离心管发生破裂（未使用离心桶）
- 所有操作过程都应戴手套
- 如正在离心时发生破裂，应按下停止键停止离心，不要打开腔盖让离心机保持密闭状态（如 30分钟）使气溶胶沉积
- 如发现破裂时离心已结束腔盖已打开，应立即关闭腔盖让离心机重新处于密封状态（如 30分钟）使气溶胶沉积
- 用镊子辅助将破裂的离心管取出，并置于高压灭菌容器中后转移至消毒室进行高压灭菌
- 同时将离心机腔内可拆卸部件拆卸并浸泡于消毒剂中消毒，并用浸泡了消毒剂的抹布多次擦拭离心机腔壁

火灾和自然灾害
- 提前了解实验室的应急预案，熟悉实验室的布局和设备，知晓潜在的感染性物质的位置
- 当发生自然灾害时应按预案执行，只有在受过训练的实验室工作人员的陪同下，紧急救助人员才可进入这些区域
- 感染性物质应收集在防漏的盒子内或结实的一次性袋子中，由生物安全人员依据有关规定决定继续利用或是最终丢弃

图 3-32　生物样本应急处理流程

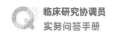

22 常见的实验室警示标识有哪些?

常见的实验室警示标识见图 3-33。

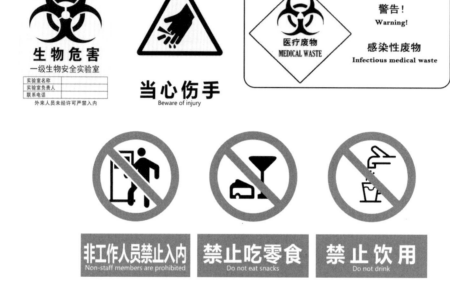

图 3-33　实验室常见警示标识（彩插 6）

（吕华　王瑞）

第十五节　临床试验用药品管理

1 什么是药物、药品和试验用药品?

药物：包括所有能影响机体器官生理功能及细胞代谢活动的物质，不一定经审批，也不一定是市面上有售的物质。

药品：通常为成品药，经国家药品监督管理部门审批，可以上市生产、销售的药物。

试验用药品：指用于临床试验的试验药物、对照药品。

2 **什么是高警示药品？**

高警示药品，是指如若使用不当会对患者造成严重伤害或死亡的药物。高警示药品应设置专门的存放药架，不得与其他药品混合存放。高警示药品存放的药架应标识醒目，设置警示牌或提示牌提醒相关人员注意，高警示药品标识见图 3-34。中国药学会发布的中国高警示药品推荐目录（2019 版）见附录 5。

图 3-34　高警示药品标识（彩插 7）

3 **试验用药品包装有什么要求？**

试验用药品的包装标签上应当标明"仅用于临床试验"字样、临床试验信息和临床试验用药品信息，在盲法试验中能够保持盲态。标签尽量贴在空白处，不要遮盖药盒原本信息，标签需要贴到最小分发包装。

4 **《药物临床试验质量管理规范》药物管理员需要具备什么条件？**

《药物临床试验质量管理规范》药物管理员需要被授权，并对该项目的试验用药品的管理进行培训，同时需要收集其相应的资质证书。

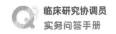

5 为什么药物有不同的剂型?

任何药物在供给临床使用前,均须制成适合于医疗和预防应用的形式,这种形式称为药物的剂型,简称药剂。药物制成不同的剂型后,患者使用方便,易于接受,不仅提高了药物用量准确度,同时增加了药物的稳定性,有时还可减少毒副作用,也便于药物的贮存、运输和携带。

6 药物都有哪些剂型?

药物剂型有多种分类方法,其中,按照经胃肠道给药和非经胃肠道给药进行分类是一种较为常见和简单的分类方法。药物的常见剂型见表 3-7。

表 3-7 药物的常见剂型

剂型		分类
经胃肠道给药剂型		含散剂、片剂、颗粒剂、胶囊剂、溶液剂、乳剂、混悬剂等
非经胃肠道给药剂型	注射给药剂型	如注射粉针剂、注射乳剂等
	呼吸道给药剂型	如喷雾剂、气雾剂、粉雾剂等
	皮肤给药剂型	如外用溶液剂、洗剂、搽剂、软膏剂、硬膏剂、糊剂、贴剂等
	黏膜给药剂型	如滴眼剂、滴鼻剂、眼用软膏剂、含漱剂、舌下片剂、粘贴片、贴膜剂等
	腔道给药剂型	如栓剂、气雾剂等

7 如何正确阅读药品说明书?

正确阅读药品说明书,需重点关注包括药品名称、适应证等要点,见图 3-35。

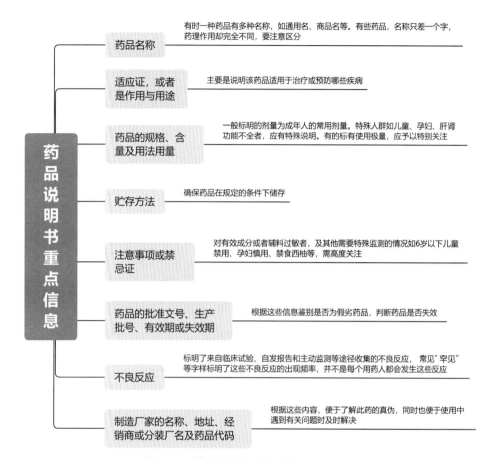

图 3-35　药品说明书需要重点关注的信息

8　药品说明书中的"慎用"与"禁用"有什么区别?

"慎用"是指谨慎应用,指该药品可能会引起严重的不良反应,但并非绝对不能用。慎用通常针对小儿、老人、孕妇、哺乳期妇女以及心、肝、肾功能不全的患者,在使用某种药品时,比一般人群更容易出现不良反应或严重不良反应,因此用药应格外小心谨慎,一旦出现问题应及时停药并咨询医师。

"禁用"即禁止使用,不遵守禁用规定很可能会引起严重后果。如有消化性溃疡的患者应禁用布洛芬,因其会直接损伤胃黏膜,导致消化性溃疡恶化,可能引发急性腐蚀性出血性溃疡。

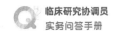

药品有效期是怎么表示的?

药品有效期是指药品在一定的贮存条件下,能够保持质量的期限。药品效期有多种表示方法,见表 3-8。

表 3-8 药品有效期

表示形式	释义及举例
直接标明失效期	如某药失效期:2026 年 10 月,是指该药在 2026 年 10 月 1 日起失效,该药可以用到 2026 年 9 月 30 日
直接标明有效期	如某药有效期:2026 年 10 月,是指该药可用至 2026 年 10 月底,即该药可以用到 2026 年 10 月 31 日
根据药品生产日期计算,标明有效期年数或月数	如生产日期:2021 年 10 月 15 日,有效期 2 年,则该药可以用到 2023 年 10 月 14 日

进口药品常以"Expiry date"(截止日期)表示失效期,或以"Use before"(在……之前使用)表示有效期。各国药品效期的日期表示方法不完全相同,为避免造成差错,应注意区分并识别。例如:

北美部分国家:按月 - 日 - 年顺序排列,如 9/10/2022 或 Sep.10th 2022,即 2022 年 9 月 10 日。

欧洲国家:按日 - 月 - 年顺序排列,如 10/9/2022 或 10th Sep.2022,即 2022 年 9 月 10 日。

药品的有效期是绝对的吗?

药品的有效期不是绝对的,而是有条件限制的,所需要的条件就是药品的标签及说明书所标明的贮存方法。如果贮存条件发生了改变,药品的有效期就只能作为参考,而不是一个确定的保质时间。

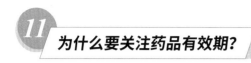

11 为什么要关注药品有效期?

一种合格的药品必须标明其有效期,否则即为不合格药品。如果药品管理人员将过期药品发出,一般按销售劣药处理;酿成严重后果的,还要按照《医疗事故处理条例》鉴定的事故等级进行赔偿,追究相关责任人的责任。

12 临床试验中临近有效期药品应如何管理?

临近有效期药品需按照方案和医疗机构的要求实行警示管理。一般要求对有效期在3～6个月的所有试验用药品实行汇总登记,对有效期在3个月内的所有试验用药品的药物放置处设置明显的标识和警示提示牌,同时通知相关人员;对有效期在1个月内的试验用药品制订药物回收计划并落实。

13 药品贮藏与保管有哪些要求?

(1)药品管理要做到"五防",即防潮、防虫、防火、防盗、防霉变。

(2)试验用药品必须按照临床试验方案或者书面说明的规定要求进行贮藏。药品贮藏与保管术语相关解释详见表3-9说明:

表3-9　药品贮藏与保管术语

术语	解释
遮光	指用不透光的容器或包装袋包装,如棕色容器或黑色包装材料包裹的无色透明、半透明容器或包装袋
避光	系指避免日光直射
密闭	系指将容器密闭,以防止尘土及异物进入
密封	系指将容器密封,以防止风化、吸潮、挥发或异物进入

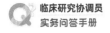
续表

术语	解释
熔封或严封	系指将容器熔封或用适宜的材料严封，以防止空气与水分的侵入并防止污染
阴凉处	指不超过 20℃，但对避光方面没做要求
凉暗处	指避光并不超过 20℃
冷处	2 ~ 10℃
常温	10 ~ 30℃

注：除另有规定外，"贮藏"项未规定贮存温度的一般系指常温。

14 试验用药品需冰箱贮藏时的注意事项？

（1）不宜贴壁或放置在冰箱底层，防止药品过冷而超温。

（2）不宜放置在冰箱出风口，防止温度过高而超温。

15 冷藏药品可以冷冻保存吗？

冷藏药品一般不可冷冻保存，除非有特别说明。如临床试验用冷藏药品出现冷冻现象，应当按照药品超温进行处理。

16 如何保障试验用药品的温度管理？

（1）建议储存设备内有两套能持续监控并按照规定及时导出并存储数据的温湿度计（仪），要求两者皆能正常运转。

（2）储存设备及温湿度计（仪）均应按照规定进行校准或检定，一般每年应校准或检定一次。

某项目的试验用药品要求常温保存，目前药物存放在文件柜中，问是否需要温度监控记录？

需要。药典凡例中规定：常温是指 $10 \sim 30℃$，有些地区冬季、夏季气温不在 $10 \sim 30℃$ 区间内，不能保障药物在常温环境下保存。

 如何判定试验用药品贮藏温度超标？

当试验用药品温度不在该药品规定的贮藏范围内时即判定为温度超标，除非申办方有特殊说明的情况。例如：某试验用药品规定的贮藏温度是 $2 \sim 8℃$，当贮藏温度高于上限 $8℃$，或低于下限 $2℃$，如发生 $8.1℃$ 时或 $1.9℃$ 时均判定为温度超标。

 如何处理"超温"或"超湿"的试验用药品？

试验用药品贮藏"超温"或"超湿"时，药物管理员应立即将该药隔离封存在规定的保存条件，及时报告给监查员、申办方、主要研究者等相关人员。收到申办方对温湿度超标的药品正式处理意见函后，对该批药品进行相应的处理。若该批药物不能再使用，则应及时退还至申办方。

 冷链（$2 \sim 8℃$）保存的试验用药品从机构药房转运至配液中心的过程中可以没有温度记录吗？

需要结合试验用药品性质、药物稳定性、转运所需时间、试验项目要求等决定是否需要温度记录。

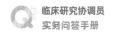
21 **特殊情况需要通过邮寄给受试者发放常温药品，必须含温控邮寄吗？**

一般情况需要含温控邮寄。常温是指 10 ～ 30℃，不是指任何温度环境，东北地区冬季气温较低、南方地区夏季气温较高，药物邮寄有超温风险，需进行特别的评估。建议与申办方沟通，根据药品稳定性确定是否含温控进行邮寄，并保存沟通交流记录。

22 **试验结束后，对于尚未完成回收的试验用药品，是否需要继续记录温湿度？**

需要。除非申办方提供无须继续记录温湿度的特殊说明，试验结束后应继续将试验用药品保存在合适的温湿度环境下，并持续记录温湿度。

23 **某项目冰箱温度计未及时进行年检，超期已有 3 月余，期间药物仍发放给受试者使用，问应如何处理？**

可能需要采取的措施包括但不限于：

（1）查看冰箱是否在年检期内，确认储存温度是否均在规定范围内。

（2）与申办方沟通，更换经校准的温度记录仪。

（3）将超期温度计送检。如果该温度计新版校准证书的结论是合格或正常，则可继续使用，期间产生的数据可以认定为有效。如果新版校准证书的结论为不合格，需启动紧急处理程序，收集期间受试者用药及不良事件等情况。

（4）任何情况下，都需按照要求报告方案偏离，并做好相关人员培训，防止此类事情的再次发生。

24 试验用药品计数管理有什么规定？

2020 版《药物临床试验质量管理规范》规定：申办者应当确保试验用药品及时送达研究者和临床试验机构，保证受试者及时使用；保存试验用药品的运输、接收、分发、回收和销毁记录；建立试验用药品回收管理制度，保证缺陷产品的召回、试验结束后的回收、过期后回收；建立未使用试验用药品的销毁制度。所有试验用药品的管理过程应当有书面记录，全过程计数准确。

25 如何对临床试验用药品计数？

做好临床试验用药品的过程记录管理，分别计算接收、分发、回收（丢失或未收回药品的详细记录）、剩余、销毁或退回药品的数量，保障计数的准确。

26 申办方提供的用于配制试验用药品的注射用水是否需要做出入库记录？

需要。申办方提供的用于配制试验用药品的注射用水需要做出入库、使用等记录。临床诊疗常规中使用的注射用水一般不需要额外记录，除非项目有特殊规定。

27 试验用药品出库或者发放的原则有什么？

试验用药品出库或者发放必须贯彻"先产先出、近期先出、先进先出、易变先出、按批号发药"的原则。

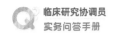

28 试验用药品发放应注意哪些问题?

研究者应当确保试验用药品按照试验方案使用,向受试者说明试验用药品的正确使用方法,注意事项见图 3-36。

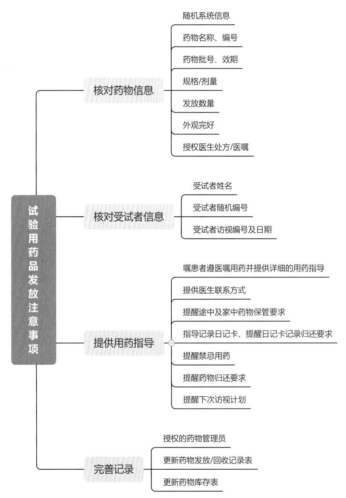

注:注射类药物发放需要专业人员操作,由医院授权的研究者、研究护士发放药物和执行医嘱。

图 3-36 试验用药品发放注意事项

29 为什么要回收使用过的试验用药品包装?

2020 版《药物临床试验质量管理规范》要求:必须保存所有未使用的剩余药品直至完成试验总结报告,以便管理当局对试验用药品计数进行核对。如果为长期试验,管理当局会接受稽查后有关药品返还情况的报告,并允许在试验总结报告完成前销毁药品。无论何种情况,均要求研究者回收每位受试者用完及未用完的药品及包装。

30 试验用药品发放和回收的数量不一致,应如何处理?

试验用药品发放和回收数量不一致时,应核对实物和受试者日记卡,计算实际服药量、回收数量与日记卡记录的一致性,查明原因并记录。

31 研究护士配制时不小心打碎一支试验用注射剂,如何处理?

(1)立即对打碎的药品现场进行拍照,要求图片清晰,可辨认药品名称等关键信息,同时记录相关情况,包括剩余药液、批号、编码等信息。

(2)与申办方、机构药房沟通紧急补发药物的处理措施,保留沟通记录。

(3)收集整理相关文件在研究者文件夹中保存。

32 从受试者处回收的剩余试验用药品,是否可以直接在研究中心销毁?

根据项目管理要求进行处理。从受试者处回收以及研究人员未使用试验用药品应当返还申办者,或者经申办者授权后由临床试验机构进行销毁。

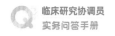

33 什么是用药依从性？

依从性也称顺从性、顺应性。从药物治疗的角度来看，药物依从性是指患者对药物治疗方案的执行程度。

34 为什么要检查受试者用药依从性？

如果受试者未能按照要求服药，就不能说明试验用药品产生了某一疗效。为此，管理当局通常会严格检查受试者的服药依从性，并要求研究者保存完整的药品计数记录来追踪所有药品的使用情况。

35 如何检查受试者的用药依从性？

受试者在试验中的依从性通常需要使用多个方法来确定：①受试者问诊；②药片计数、日记卡核对；③疗效评估；④必要时进行血药浓度检测。

36 受试者日记卡一般包含哪些要素？

日记卡设计和填写的目的是为了客观、真实地反映受试者在临床研究过程中的药物使用情况，为描述药物的安全性和有效性提供证据，其包含的常见内容详见表3-10。

表 3-10　日记卡包含的常见内容

类别	具体内容
封面	方案编号（版本）、受试者姓名、筛选号（随机号）、医师姓名（联系方式）、中心名称、访视周期和日期、下次访视周期和日期
扉页	日记卡填写须知（受试者须知）

类别	具体内容
内容	服药情况：服药时间、服药量
附页	不良事件：不良事件的具体描述、发生时间、持续和结束时间等
	伴随用药：药物名称、剂量用法、开始和结束时间、用药原因等
签名	受试者、研究者的签名及日期
其他	禁用药物、根据项目特点设计的其他内容

 在临床试验中是否允许受试者服用其他药物（伴随用药）？

临床试验过程中是否允许使用其他的药物或治疗方法（包括针灸、推拿等）在方案中会进行规定。研究者应及时记录所有伴随用药，包括药名、规格、剂量、病因、起止日期等。

 申办者为项目提供的除研究药物和对照药物以外的其他背景用药或联合用药如何进行管理？

通常申办方统一提供的方案中规定的背景治疗用药或联合用药需要按照试验用药品的方式进行管理，并记录药品管理的全过程。

39 **目前 GCP 药房中储存 2 个批号的试验用药品，其中批号 A 已过期隔离并报告申办方，但发药时批号 A 的编号仍被随机出来，请问应如何处理？**

GCP 药房是指临床试验中心按照《药物临床试验质量管理规范》建立，并用于保存试验用品的药房。当出现上述问题时，应立即联系申办方相关人员，进行后台隔离操作，并重新随机药物，保存沟通交流记录。

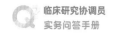

某肿瘤项目，试验药物包含已上市药物顺铂，目前该药物批号 A 库存 1 支，批号 B 库存 38 支，受试者本次需发放 8 支顺铂，这两种批号可否混合配制？

一般情况下不能将同一药物的不同批号混合配制，特殊情况参照试验用药品配置操作规范进行。

某静脉输液药物需要在静脉配制中心配制后使用，由于静配中心工作人员较多，授权表上没有对每位静配人员进行授权，实际授权外的人员也参与了配置，这样操作可以吗？

对于尚未上市的药物，建议由授权人员进行配制。可以由申办方安排对可能参与静脉配制的所有相关人员进行集中、统一培训，并完成相应的培训记录后才能参与配制过程。同时，收集相关人员的简历、执业证书、《药物临床试验质量管理规范》证书或培训记录，包括项目培训记录等。

（扶琦博　李春梅　沈佳佳）

第十六节　系统使用与数据管理

临床试验数据的重要性？

临床试验数据是药物研发过程中最重要、最有价值的产出之一，是整个临床试验过程中的核心，最终作为统计分析的基础用以论证药物的安全性及有效性。而临床试验数据的采集、报告与处理的每一步骤都可能伴随错误的发生。国内外法规均明确要求，在数据收集录入完毕后对数据进行审查、核对、清理，及时发现并解决问题以获取完整、清洁、真实可信的临床数据。

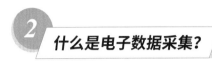

2 什么是电子数据采集？

电子数据采集（Electronic Data Capture，EDC）是一种基于计算机网络的用于临床试验数据采集的技术，通过软件、硬件、标准操作程序和人员配制的有机结合，以电子化的形式直接采集和传递临床数据。随着信息技术的发展，移动电子设备如平板电脑、智能手机、扫描仪等已具备作为 EDC 终端的条件，EDC 系统已能将基于网络的交互应答系统（IWRS）、药物警戒系统、数据分析和报告系统、试验药品管理系统等整合成一体；同时，国际公认的数据标准（如 CDISC）也正在 EDC 中得以应用。

3 临床试验病例报告表的作用是什么？

临床试验病例报告表（Case Report Form，CRF）是按照临床试验方案进行设计的病例表，用于记录每个受试者的所有试验方案要求的信息，通常包括人口学基本信息、病史、实验室检查、体格检查、生命体征、不良事件、合并用药、研究完成情况等信息。传统的 CRF 是纸质版的，一般要求一式 3～4 份，无炭复写，由监管者、申办者、研究者等各保留 1 份。

4 纸质版病例报告表的填写原则有哪些？

CRF 主要填写原则有：

（1）纸质 CRF 的填写必须与原始记录保持一致。

（2）CRF 必须由被授权，且经过培训的人员方可填写。

（3）CRF 的填写要求应遵守准确、完整、清晰和及时的原则。

（4）使用不易褪色的水笔填写，确保字迹清晰可辨。

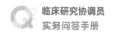
（5）对已填入的数据进行修改时，采用正确的更正方法。

（6）避免填写容易产生质疑的数据，对于不能填写的内容应保留空白并说明原因，如某项方案要求的检查但未做时。

（7）纸质质疑的回复与解答也应遵守上述原则进行。

5 EDC 和 eCRF 是什么关系？

eCRF（Electronic Case Report Form）即电子病例报告表。EDC 系统是具有生成 eCRF 功能的软硬件平台。

使用 EDC 系统之后，中心临床研究协调员可以在第一时间直接将临床试验数据录入到数据库里，系统的其他用户（研究者、临床监查员、数据管理员）等可以实时看到系统上的数据更新，简单的逻辑错误会直接由数据库的电子检查跳出"query"，数据经理在清理数据时如仍有"query"，可直接加在数据库中，中心可以直接在 EDC 系统里解决"query"。临床研究监查员去做原始数据核对时比对的就是电子数据和原始病历化验单。

但 eCRF 只是 EDC 系统强大功能中的一小部分，EDC 系统的基本功能包含：eCRF 构建、数据保存和稽查轨迹、自动核查、数据质疑管理、源数据核查确认、电子签名、数据库的锁定、数据存储和导出等功能。

6 电子数据采集系统常见的模块有哪些？

电子数据采集系统常见的模块详见表 3-11。

表 3-11　电子数据采集系统常见模块设置

内容	表单名称	项目
人口学资料	DM Study	出生日期、性别、民族等
病史和疾病信息	DIS/MH	既往史、过敏史、疾病的相关诊断和治疗等
入选 / 排除标准	Inclusion/Exclusion	全部方案要求的入选 / 排除标准

续表

内容	表单名称	项目
疗效标准	Efficiency Data	主要及次要疗效指标（如 PFS、OS）等
实验室检查	Lab	临床相关检查数据
合并用药	CM	临床研究期间用药情况、既往用药情况等
不良事件	AE	受试者与基线相比较的不良变化（包括分类、登记、与研究药物的关系、处理措施及转归等）
时间和日期	Time&Date	随机时间、访视时间、终止试验时间等
依从性	Treatment Compliance	研究药物发放、归还、调整等情况
完成阶段	EOS	完成／中止／终止、生存期等数据
其他	Other	其他与研究相关的数据页面（如问卷等）

7 病例报告表和电子数据采集的设计原则有哪些？

（1）必须严格遵循方案：确保收集数据的完整性、可靠性和一致性。

（2）内容全面且简明扼要：病例报告表的设计应包含达成研究目的所必须的全部数据，必要且合理，其他模块的设计应主要参考临床实践经验。

（3）指标收集明确：避免出现容易有歧义的数据采集内容。

（4）页面设计合理，方便填写。

（5）易于归档和统计分析。

（6）统一的页眉页脚、版本和生效日期。

（7）字段设计合理，避免缺失值。

8 什么是中央随机系统？

中央随机系统是为临床试验中随机化分配、受试者管理、药品管理等服务所使用到的一种计算机系统。

国际上流行的实现方式是利用计算机电信集成（Computer Telecom Integration, CTI）技术，将计算机、网络和电信技术集成，形成以网络、电话、手机短讯等多种方式为临床研究工作人员提供服务的综合业务平台。在医学科学领域常称为交互式语音应答（interactive voice response, IVR），或交互式网络应答（interactive web response, IWR）系统。

9 随机系统的功能有哪些？

一般情况下，中央随机系统可以实现：①受试者登记；②受试者筛选判定；③受试者随机化分配；④受试者访视；⑤药物剂量计算和分化；⑥紧急揭盲。

临床研究中，申办方会根据项目需要，确定随机系统的功能模块，常见的有药物到达中心确认、筛选登记、筛选失败登记、随机分组登记、退出，或完成研究登记、发放药物、药物号验证及药物库存管理等，所以在项目开始前临床研究协调员一定要提前熟悉随机系统的操作。

10 随机系统操作的注意事项有哪些？

（1）账号与密码：临床研究协调员应使用自己的 IWRS 账号密码登录，不可使用他人账号或越权操作。

（2）多项目管理：临床研究协调员负责多个项目时，可能使用的是同一个随机系统，如 Clinphone 系统，此时在登录发药等操作时，要注意区分项目。

（3）药物发放：①随机发药前务必核对受试者编号及信息，避免出现药物分发错误；②随访发药前做好受试者身份信息、既往用药的核对工作；③如使用随机系统发药，每次随访则需要根据方案要求登录系统分发药物，不可凭经验操作。

（4）随机分层：随机前一定要提前确认分层因素，双人核对录入信息，再行随机分组。

（5）药物剂量计算：有的系统可以计算药物剂量，录入身高体重等信息要正确核对。

（6）及时登记：如新增筛选、药物到达中心后未及时登记在随机系统中，导致超时报警。

（7）及时打印系统回执、提醒研究者签字。

受试者如果在临床试验期间进行了方案要求外的检查且研究者判定为异常有临床意义，电子数据采集是否需要录入？

需要。根据电子数据采集系统适用的页面进行录入，并按照研究者的评判结果记录相应的不良事件。

某项目，随机分层在 EDC 系统中进行，临床研究协调员能否在 EDC 系统中进行录入随机分层因素执行随机操作？

根据 ICH-GCPE6（R2）对于病例报告表的定义，EDC 为病例报告表的一种形式。EDC 中录入的信息需要来源于源文件，故随机分层因素信息需在源文件中可溯源；而随机化分配实际是由系统进行，研究人员账号仅通过确认随机来触发该流程。故在临床研究协调员被授权 EDC 录入的情况下，不涉及医学判断和决策，可以在 EDC 系统中进行录入分层因素和触发随机的操作。

受试者某次访视肌酐升高，研究者评估后建议复查，对于复查结果 EDC 系统中只录入需复查的肌酐值还是需要录入所有复测值？

复测结果需由研究者判定。如果 EDC 系统的设计有计划外访视页面或其他相应页面，一般建议根据页面信息录入。特别是如果复查结果出现新的需要关注的异常值，也需要研究者进行评判新的异常值并记录不良事件。

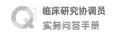

是否可以接受由临床研究协调员的账户进行随机系统操作，打印回执由研究者签名？

不建议。有些项目的随机流程涉及医学判断的，不能授权临床研究协调员操作。

如果是根据研究者的原始记录录入随机系统，且临床研究协调员进行了相关的培训和授权，临床研究协调员仅在研究者的指导下完成随机流程。

受试者的生命体征同日有多次记录，而病例报告表只需收集一个数据点，问临床研究协调员应录入哪次记录？

根据原始文件认定协议（源数据确认表）中源文件的定义，将需要收集的相关数据记录在指定位置，并录入 EDC 系统。同日同时段差异很大或短期内变化不合理的需要解释，有异常值的生命体征需要研究者根据方案的相关要求进行评判。

某项目设计了纸质病例报告表，临床研究协调员填写时发现受试者本次访视发生的不良事件相关的某项检查没有设计在病例报告表中，问可以直接填写本次访视病例报告表的空白处吗？

可以。病例报告表的设计必须包含试验方案所要求收集的全部字段或数据，这是病例报告表设计的最基本要求。对于研究者判断为有临床意义的数据，应及时记录在原始文件和病例报告表中。

临床研究协调员应如何处理电子数据采集中采集的数据或信息多于原始数据提供的情况？

当发现 EDC 需录入的数据或信息多于原始数据提供的数据，如某项目心电图检查，研究机构出具的心电图报告中无 RR 间期，但 EDC 系统中需要录入这个数据。临床研究协调员应分析缺失的数据或信息的是否可以从其他的原始数据中找寻，如果不能应跟研究者确认，像 RR 间期是可以根据公式计算的，可以请研究者根据数值计算，并补充记录在原始病历中后再行录入 EDC 系统中。

（倪韶青　陈炯靓）

第十七节　源数据与源文件

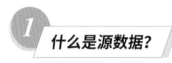

什么是源数据？

源数据，指临床试验中的原始记录或者核证副本上记载的所有信息，包括临床发现、观测结果以及用于重建和评价临床试验所需要的其他相关活动记录。

什么是源文件？

源文件，指临床试验中产生的原始记录、文件和数据，如医院病历、医学图像、实验室记录、备忘录、受试者日记或者评估表、发药记录、仪器自动记录的数据、缩微胶片、照相底片、磁介质、X 光片、受试者文件，药房、实验室和医技部门保存的临床试验相关的文件和记录，包括核证副本等。源文件包括了源数据，可以通过纸质或者电子等形式的载体存在（图 3-37）。

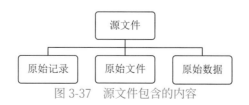

图 3-37　源文件包含的内容

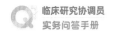

源数据与源文件的区别有哪些？

源数据与源文件是两个很容易混淆的概念。以血常规举例源数据与源文件的关系：如果一张血常规检查单既包含了血常规的常见指标又包含了超敏 C 反应蛋白（CRP），但CRP 不是某临床研究病例报告表中正常需要收集的数据，CRP 就不是源数据，但它在源文件中体现。如果这张血常规检查单中 CRP 值超出了正常值范围且研究者判断为异常有临床意义，此时该 CRP 值需要被用作安全性信息评估而收集，那它就是源数据。源数据是由临床研究产生的，二者的主要异同见表 3-12。

表 3-12　源数据与源文件的异同点

异同	源数据	源文件
来源相同	来源于临床研究，以及与之相关的	
本质不同	信息	载体（纸质或电子）
存在因果关系	先	后
	任何源数据的修改必然导致源文件的变化	
作用不同	用于重建和评价临床试验相关的活动记录	是数据和信息的载体

临床研究原始文件和源文件有区别吗？

原始文件是 2003 版《药物临床试验质量管理规范》中的定义，源文件是 2020 版《药物临床试验质量管理规范》中的术语。2003 版《药物临床试验质量管理规范》原始文件是指试验过程中原始记录的文件，如原始记录表、知情同意书、试验用疫苗使用和管理记录、实验室记录、受试者日记卡等。要求原始记录应符合"及时、准确、完整、规范、真实"原则，数据可溯源，病例报告表信息与原始资料一致。

2020 版《药物临床试验质量管理规范》定义源文件为临床试验中产生的原始记录、

文件和数据，不再提原始文件的概念，源文件的概念包含了原始文件。

临床试验中源数据的管理要求有哪些？

源数据管理一般的通用标准为 ALOCA+CCEA 原则：

（1）可归因性（attributable）：源数据系统应记录该数据的产生者（地）。

（2）易读性（legible）：应按照当地的法规要求，选用适当语言，做到源数据的术语和定义清晰、明了、易读。

（3）同时性（contemporaneous）：系统中临床研究相关的观察及其记录应及时采集。

（4）原始性（original）：应确保原始记录及其核证副本的原始性。

（5）准确性（accurate）：应通过人员培训、仪器校正和电子系统验证等措施确保数据的准确性。

（6）完整性（complete）：应使用核查程序以了解数据的完整性。

（7）一致性（consistent）：同一数据在不同的数据系统中应保持一致性。

（8）持久性（enduring）：源数据应能长久地保存在源数据系统中，直到法规要求的时间。

（9）可用性（available）：源数据应以适当的格式输出，如 CDISC、XML 等，以便随时审阅。

什么是核证副本，受试者门诊病历的复印件是核证副本吗？

核证副本，指经过审核验证，确认与原件的内容和结构等均相同的复制件，该复制件是经审核人签署姓名和日期，或者是由已验证过的系统直接生成，可以以纸质或者电子等形式的载体存在。受试者的门诊病历复印件经研究者审阅签字后成为核证副本。

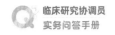

7 为什么医院的电子病历系统数据不能直接导出到电子数据采集呢?

医院的电子病历系统数据不能直接导出到电子数据采集,主要由于:

(1)电子数据采集中的数据是标准的结构化数据,医院的电子病历系统的数据一般为非结构化数据,不符合标准化的要求。

(2)大部分医院电子病历系统涉及众多患者的隐私,导出到电子数据采集时需要进行数据区分和脱敏处理,这需要花费大量时间。

8 临床研究协调员在协助研究者收集和管理源数据时有什么注意事项?

(1)数据收集客观公正、尊重事实,不得伪造、藏匿数据。

(2)特别关注受试者的数据收集,如日记卡、评分量表、问卷及其院外检查等信息。

(3)受试者的相关资料、文件必须由受试者本人或其监护人填写签字,不可由研究者,甚至临床研究协调员代签。

(4)协助研究者及时审阅检验检查单。

(5)提醒研究者关注不良事件、方案违背等信息。

(6)及时按照项目要求复制或上传影像学资料等。

(7)只有经授权的且有资质的研究者才可以完成原始文件的书写。

(8)关注源数据的完整性和逻辑性。

9 临床研究协调员如何做好数据溯源工作?

(1)了解研究中心数据溯源的流程和管理要求。

(2)学习溯源系统的使用。

10 知情同意书的溯源范围有哪些？

知情同意书的溯源最重要的是确认受试者的真实性，可以通过收集身份证、户口本复印件、鉴认代码表等信息进行溯源。

11 入排标准如何溯源？

入排标准的溯源一般涉及：既往病史、用药史、治疗史、现病史、实验室检验检查、影像学检查、病理报告单等，需要通过查看 His、Lis、Pacs 等临床检验检查系统，以及收集和复印受试者既往就诊记录等来进行溯源。相关资料需由研究者审阅、签字作为支持入选或排除标准的评估的证据。

12 什么是研究文件说明？

研究文件说明（Note to File，NTF）的作用是识别或说明临床研究过程中存在的差异与问题，确认采取了正确的措施来防范问题的复发，并记录解决问题的正确预防和纠正措施。一般来说，研究文件说明应具有前瞻性，而不是试图解释临床研究进行过程中发现的错误。

NTF 应遵守谁写谁签名的原则。NTF 可能适用的场景如下：

（1）说明或添加有关特定中心管理文件要求的信息。

（2）说明或添加有关源文件标准的信息。

（3）记录和定位任何关于协议和（或）中心的问题，如果不更改此前的流程，这些问题将无法得到解决。

（4）因为事情太复杂需要大量篇幅说明时（如某项临床研究操作的澄清说明等）。

（5）涉及大量受试者或者数据点，且难以解释的情况（如方案要求体重保留两位小数，

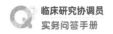

但实际仅保留了一位小数的情况）；并提出预防解决措施。

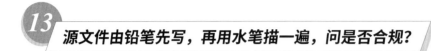

13 源文件由铅笔先写，再用水笔描一遍，问是否合规？

不合规。临床研究中的文件书写应符合持久性原则，使用不易褪色的蓝黑或黑色签字笔，不可使用易褪色的铅笔或圆珠笔等。如果已经存在铅笔印记，应做好情况说明。

（倪韶青　陈炯靓）

第十八节　违背方案

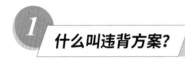

1 什么叫违背方案？

不依从 / 违背方案（non-compliance/violation）是指对伦理委员会批准试验方案的所有偏离，并且这种偏离没有获得伦理委员会的事先批准，或者不依从 / 违背人体受试者保护规定和伦理委员会要求的情况。

2 临床试验过程中有哪些常见的违背方案类型？

临床试验过程中违背方案的常见类型包括：①实验室检验 / 检查缺失；②纳入不符合入排标准的受试者；③给予错误的治疗或错误的药量；④未按照方案要求进行疗效指标评价；⑤实验室检验 / 检查超窗；⑥访视超窗；⑦无法溯源；⑧访视缺失；⑨给予方案禁止的合并用药；⑩药品保存超温；⑪访视缺失；⑫严重不良事件报告不及时；⑬破坏随机和盲态等；⑭受试者在试验过程中出现了符合终止的情况，而没有退出试验。

哪些属于重大的违背方案？

重大的违背方案通常包括以下几种情况：

（1）研究纳入了不符合纳入标准或符合排除标准的受试者。

（2）符合中止试验规定而未让受试者退出研究。

（3）给予错误治疗或剂量。

（4）给予方案禁止的合并用药等没有遵从方案开展研究的情况。

（5）可能对受试者的权益／健康以及研究的科学性造成显著影响等违背《药物临床试验质量管理规范》原则的情况。

（6）持续违背方案，或研究者不配合监查／稽查，或对违规事件不予纠正的。

其余的一般定义为一般方案违背。

违背方案的伦理委员会递交时限有什么要求？可以在试验结束时统一递交吗？

关于方案违背的递交时限，法规并没有明确的要求。2020 新版《临床试验质量管理规范》规定：临床试验实施中为消除对受试者紧急危害的试验方案的偏离或者修改，以及增加受试者风险或者显著影响临床试验实施改变的方案偏离需及时递交伦理委员会审查。其他的不增加受试者风险的如更换研究者、电话号码等仅涉及临床试验管理方面的改动根据公司和机构操作标准操作规程时限要求上报伦理委员会。

怎样防止或者减少违背方案？

防止违背方案的最重要的手段是加强研究团队的培训，加强研究者团队与监查人员的沟通，包括受试者的教育和及时沟通提醒等。

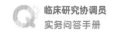

6 判断方案违背的依据有哪些？

（1）是否有事件发生。

（2）是否与方案规定的流程之间产生了不一致。

（3）是否影响关键数据或流程的完整性、准确性、可靠性。

（4）是否影响参与者的权利、安全或福利。

7 发生了方案违背，应该怎么处理？

首先，在准备阶段，申办方相关人员会撰写方案偏离的处理计划，对方案偏离进行定义和做出明确规定。

其次，在试验进行过程中，如果发生方案违背后，需要与研究者或申办方确认，判断是否需要立即上报伦理委员会。

此外，研究者或者其指定的研究人员应当对违背试验方案予以记录和解释。申办者和（或）研究者还需就违背方案事件的原因、影响及处理措施予以说明。

8 方案违背与方案偏离的区别？

方案违背是指对伦理委员会批准试验方案的所有偏离，并且这种偏离没有获得伦理委员会的事先批准，或者不依从（违背）人体受试者保护规定和伦理委员会要求的情况。

方案偏离（Protocol Deviation）是指研究者管理下，任何的改变和不遵循临床试验方案设计或流程的，且没有得到机构审查委员会（Institutional Review Board，IRB）批准的行为。只要没有严重影响受试者的权益、安全性和获益，或研究数据的完整性、精确性和可靠性，则程度相对较轻。

9 方案违背和方案偏离，哪个更严重？

研究者管理下，任何的不遵循临床试验方案设计，且没有得到 IRB 批准的行为都属于方案偏离。而方案违背是偏离 IRB 批准的方案的一种，它可能影响到受试者的权益，安全性和获益，或研究数据的完整性，精确性和可靠性。所以，方案违背比方案偏离更为严重。他们的主要区别体现在：是否影响受试者的安全，或研究数据的准确性，以及是否严重违反了《药物临床试验质量管理规范》。

10 方案违背应该由谁负责上报伦理委员会？

研究者。

11 上报方案违背时需要体现哪些信息？

上报方案违背时一般需体现方案违背的类型、严重程度、发生时间、方案偏离的描述，有时还需上报解决和预防措施及对试验数据或受试者的影响。

12 临床研究的各个环节都有科学的设置，为什么还会发生方案违背呢？

（1）方案设计的不足，如方案设计过于复杂，导致执行困难或受试者依从性降低。

（2）研究机构或研究者的原因，如对受试者依从性预判不足，或者硬件条件不达标。

（3）申办方发生重要环节的失误，如药物供应不足等。

13 方案违背与科研不端行为的区别？

科研不端行为（Scientific Misconduct）是指在临床研究中故意伪造、篡改或删除研究数据或记录。

两者都有可能损害研究数据的有效性，但区别在于偏离方案可能是研究者，申办者或受试者等多方面的因素所致，且某些情况下的方案违背是可以被接受的。而科研不端行为不仅违反方案，还违反了《药物临床试验质量管理规范》和职业道德。同时，科研不端行为的责任主体是实施不端行为本人，是不可以接受的。

14 未获得伦理同意前研究者可以增加因考虑受试者安全而进行的额外检查吗？

紧急状况下可以。根据 2020 新版《药物临床试验质量管理规范》规定：

（1）未经申办者和伦理委员会的同意，研究者不得修改或者偏离试验方案，但不包括为了及时消除对受试者的紧急危害或者更换监查员、电话号码等仅涉及临床试验管理方面的改动。

（2）为了消除对受试者的紧急危害，在未获得伦理委员会同意的情况下，研究者修改或者偏离试验方案，应当及时向伦理委员会、申办者报告，并说明理由，必要时报告药品监督管理部门。

15 不属于方案违背的特殊情况？

（1）提前中止试验，如患者撤销知情同意，中止后的检查未做。

（2）按照方案规定，由于不良事件而中止使用研究药物。

（3）因为不良事件而暂停研究用药，随后又重新开始服药，且符合方案规定的。

16 某中心已完成合同入组数，但仍有 8 名受试者正在筛选中，后申办方回复因入组已完成，筛选中的受试者均不能入组，问这样操作可以吗？

应该与研究者沟通，并要上报伦理，确定此部分受试者是继续试验还是筛选失败，不能直接由申办方单方面决定受试者是否继续筛选。

某项目，新版 3.0 方案针对入排标准进行了修订，但暂时未获得伦理批准。目前有一位受试者，不符合旧版 2.0 方案入排，但符合新版 3.0 方案，问是否可以筛选该受试者？

不能。方案需要获得伦理委员会的批准后，方可执行。

（倪韶青　陈炯靓）

第十九节　中心关闭

为什么要关闭中心？

整个临床试验进入了结束阶段或者单一的试验中心出现了问题，需要进行关闭中心的流程。关闭中心一般有以下几种情况：

（1）按照方案规定，所有受试者完成随访，且在方案规定的时间窗内，没有需要继续跟踪的安全性事件。

（2）试验的安全性和有效性出现了问题，无法继续执行方案。

（3）资金问题导致试验无法进行。

（4）监管部门认为应该停止试验。

（5）入组困难，研究者或申办方判断需要关闭情况。

（6）质量出现重大问题，如经常发生重大方案偏离。

2 中心关闭应注意哪些问题？

中心关闭的条件和关闭过程中需要注意的问题见图 3-38。

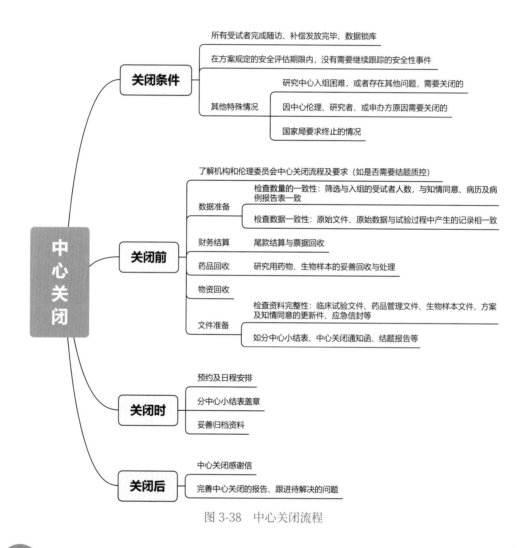

图 3-38　中心关闭流程

3 "常温"存储的剩余试验用药品，是否可直接快递寄回申办方？

一般情况不能。试验用药品不是一般的物品，需要特殊的保存环境和寄送条件，储存条件为"常温"是指环境温度 10 ～ 30℃，而不是指任何室温环境。此外，任何试验用药品需要清点回收数量，包括已用的、未用完的和用完的药品，以及药品空包装，与中心药品管理人员确认发送和回收数量一致后才可以实施药品回收流程。如果临床研究监查员要回收药品，建议发送一份正式药品回收流程通知，临床研究监查员按照通知要求规范操作。

 临床试验数据锁库后还能进行答疑吗？

不可以。正常情况下，一旦锁库将不能对数据进行更改。故数据锁库前必须将所有的数据清理完毕，以保证数据的正确性，如临床研究监查员确实工作时间上有问题，需及时向相关管理人员申请帮助，如增加协助人员等，务必在锁库前协助完成数据答疑和清理。

 关闭中心时发现有文件缺失或者原始文件记录错误的，还可以修改吗？

原始记录做任何修改需要有确凿的事实依据，并由研究者签字确认并说明理由。

 不同阶段关闭中心，需要准备的材料有哪些？

（1）起始阶段：申办方递交终止函说明、递交暂停或终止报告表。

（2）试验阶段：申办方递交终止函说明、仍在随访的受试者完成随访、递交暂停或终止报告表、药物及物资相关回收单、财务结算。

 如果中心没有启动就关闭了，应该怎么办？

对于尚未启动项目，但已获得独立伦理委员会（Independent Ethics Committee，

IEC）或监管部门批准的关闭中心，不需要提供总结报告，但需要提供申请关闭中心的书面文件。

（陆丹丹　陈雯）

第二十节　临床试验的现场核查要求

 药品注册现场核查的目的是什么？

药品注册现场核查药物临床试验的目的主要是通过对注册申报资料与临床试验的原始记录和文件的核对和（或）实地确证，评价试验实施、数据记录和结果报告是否符合试验方案和药物临床试验相关法规，核实相关申报资料的真实性、一致性，同时关注受试者保护。

 药品注册现场核查的范围是什么？

适用于由国家药品监督管理局药品审评中心启动、由国家药品监督管理局食品药品审核查验中心组织实施的药品注册研制现场核查中的药物临床试验现场核查。被核查机构基于注册需要和风险原则确定。药品审评中心发起的IV期等药物临床试验现场核查参考本核查要点执行。

药物临床试验现场核查，是对注册申报资料中的临床试验情况进行实地检查、核实。主要对研究者履行职责情况，包括受试者保护、执行试验方案、数据记录和结果报告等方面进行核查。基于注册需要和风险原则，可仅对部分核查要点内容进行核查。必要时，可对申办者、合同研究组织或试验用药品制备条件及情况等进行现场核查，对试验用药品进行抽查检验。

临床试验现场核查是由哪些部门发起和实施的？

现场核查通常由国家药品监督管理局药品审评中心（Center for Drug Evaluation, CDE）发起，食品药品审核查验中心（Center for Food and Drug Inspection, CFDI）组织实施。

临床试验数据核查的是怎样安排的？

临床试验数据核查的流程见图 3-39：

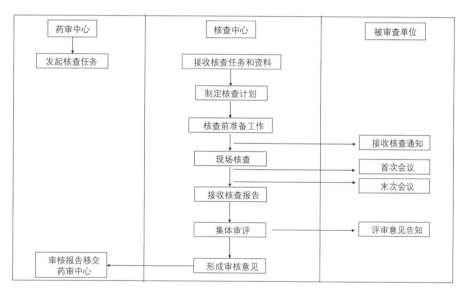

图 3-39　临床试验数据核查流程

现场核查一般会持续多久？

现场核查时长依据 CFDI 的实时政策要求调整。单个中心临床试验机构和分析测试机构生物等效性试验现场核查为 2 ～ 4 天。早期的试验项目根据项目和入组人数的多少，

CFDI 通常会抽查多中心临床试验的 4 ～ 5 个中心，以及承担重要指标检测的中心实验室，现在被核查的机构视项目情况有所减少，但一般不少于 2 家。核查组应当由 2 名以上具备药品检查员资格的人员组成，实行组长负责制。疫情期间 CFDI 实施和各省级的联合核查。

6 核查过程中发现"故意提供虚假证明文件"有何严重后果？

药物非临床研究机构、药物临床试验机构、合同研究组织的工作人员，故意提供虚假的药物非临床研究报告、药物临床试验报告及相关材料的，应当认定为刑法第二百二十九条规定的"故意提供虚假证明文件"。

实施前款规定的行为，具有下列情形之一的，应当认定为刑法第二百二十九条规定的"情节严重"，以提供虚假证明文件罪处五年以下有期徒刑或者拘役，并处罚金：

（1）在药物非临床研究或者药物临床试验过程中故意使用虚假试验用药品的。

（2）瞒报与药物临床试验用药品相关的严重不良事件的。

（3）故意损毁原始药物非临床研究数据或者药物临床试验数据的。

（4）编造受试动物信息、受试者信息、主要试验过程记录、研究数据、检测数据等药物非临床研究数据或者药物临床试验数据，影响药品安全性、有效性评价结果的。

（5）曾因在申请药品、医疗器械注册过程中提供虚假证明材料受过刑事处罚或者二年内受过行政处罚，又提供虚假证明材料的。

（6）其他情节严重的情形。

7 药物临床试验数据现场核查要点包含哪些内容呢？

根据国家药品监督管理局食品药品审核查验中心关于发布《药品注册核查要点与判定原则（药物临床试验）（试行）》内容要求，临床试验部分现场核查要点包括：包括临床试验的许可与条件、伦理审查、临床试验实施过程、试验用药品管理、生物样品管理、中心实验室及独立评估机构、临床试验数据采集与管理、委托研究八个部分。

8 **知情同意现场核查会关注哪些问题？**

知情同意现场核查特别关注知情同意书的签署，要求：

（1）知情同意书的内容符合《药物临床试验质量管理规范》要求。

（2）筛选的受试者均签署知情同意书。

（3）知情同意书中受试者和／或监护人（如需要）、研究者、公平见证人（如需要）的签字和签署时间、签署版本等符合《药物临床试验质量管理规范》要求。

（4）知情同意书签署时间不得早于伦理批准时间，筛选时间不得早于知情同意书签署时间。

（5）向受试者或其监护人解释试验内容并获得知情同意的研究者或指定研究人员为经过授权的研究人员，且具备在本院的执业资质。

此外，还会重点关注以下问题：

（1）使用的知情同意书是否为经伦理批准版本，知情同意书更新是否再次知情。

（2）知情同意书涵盖的信息是否填写完整。

（3）研究者资质及签署是否规范完整，知情同意书中研究者签字日期是否在授权日期之后。

（4）受试者或其法定代理人签署是否规范完整，受试者为文盲或本人不能签字时，知情同意书上有无家属及公正见证人的签字，签字日期是否一致。

（5）每例受试者所签署的知情同意是否在启动会及伦理批准日期之后。

（6）知情同意过程是否能溯源，原始病历中是否有临床试验知情过程和知情同意书签署情况记录，日期是否与知情同意书上一致。

（7）知情同意书的数量是否与筛选人数相符，签署知情同意书的数量与筛选入选表筛选号及数量是否一致。

（8）知情同意书副本交给受试者保存，研究单位是否已无知情同意书副本存留等。

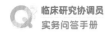

9 **数据核查发现的常见问题有哪些?**

数据核查发现的常见问题涵盖:临床试验条件与合规性、不良事件管理、合并用药管理(违禁用药和非违禁用药)、试验用药品管理、方案违背、知情同意过程和生物样本管理等。CFDI 总结分析了现场核查发现的高频次问题,见图 3-40。

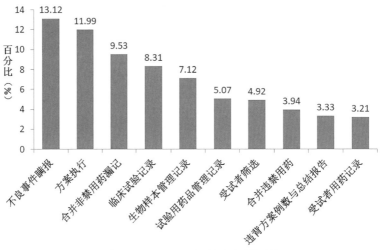

图 3-40　CFDI 现场核查高频问题

(资料摘自:王佳楠, 钱雪, 李见明. 药物临床试验数据核查工作及常见问题分析 [J]. 中国新药杂志, 2018, 27 (11):1273-1276.)

10 **生物样本管理的核查要点和常见问题有哪些?**

生物样本管理的核查要点包括:①生物样品采集、处理、储存、转运等各环节的管理遵守相应的规定并保存记录;②生物样品的采集、处理、储存和转运的条件符合临床试验方案的要求;③样本容器的标识易于识别和具有唯一性,且不泄露受试者隐私及制剂种类;④生物样品管理各环节的异常情况及时评估、处理、记录。

核查中常见问题包括:①未按方案规定的时间采样(如方案规定的采样时间为给药后 15 ~ 30 分钟,而实际采样时间为给药后 45 分钟);②漏采样或者记录的样本采集时间在该样本检验完成时间之后；③样本处理时间超过方案规定的时间（如方案规定的离心时间为＜15分钟，而实际离心时间为35分钟)；④样本处理相关仪器设备未定期检定和校准，或校准证书过期；⑤样本保存、运输／转运过程，超过方案规定的温度；⑥未按照方案规定的时间存放样本（如方案规定采样后90分钟内需存入冰箱，实际在采样后120分钟存入)；⑦样本保存和运输／转运过程的相关记录信息不全或数据不一致（如样本转运记录表记录的样本类别和数量等，与实际采集的样本类别和数量等不一致或样本转运过程中温度记录数据不完整和缺失等)。

现场核查中受试者筛选入组及方案执行的核查要点包含哪些?

（1）有源数据支持以证实所有受试者确实参与了临床试验。

（2）受试者筛选应遵守临床试验方案规定的入选／排除标准，入组受试者应保留足够的支持性证据。

（3）研究者遵守临床试验方案规定的随机化程序。

（4）盲法试验（如涉及）按照试验方案的要求设盲、保持盲态和实施揭盲；意外破盲或因严重不良事件等需紧急揭盲时，研究者应按照紧急揭盲规程操作并书面说明原因。

（5）研究者按照临床试验方案规定的试验流程和评估方法实施试验（如访视、给药、采血、安全性检查和疗效评估等)，采取措施保证关键步骤实施的准确性，并保存相关记录，如偏离试验方案应予以记录和解释，合并用药或合并治疗与禁用药物的记录符合方案规定的要求。

可能影响疗效数据的情形有哪些?

可能影响疗效数据的常见情况包括：

（1）受试者筛选入组时支持性证据不够充分，既往治疗史、用药史和现阶段的情况等相关记录不足以支持其判断是否符合入排标准。

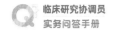

（2）疗效指标可靠性问题，如对需要测量的疗效指标不精准、疗效指标的不合理修改，尤其对主观指标无合理理由的修改或其他数据可靠性问题等。

（3）试验用药实际使用情况，如剂量、疗程、给药方式和配制方法等与方案规定的给药方案不符，对疗效评价结果带来影响。

（4）重大方案违背，尤其影响统计分析集人群划分的情形。

（5）治疗过程中使用了方案规定的禁用药物或治疗。

（6）盲法试验存在盲态破坏；

（7）影像学替代终点作为主要研究终点时阅片合规性问题，如评估标准、频率和流程等多方面问题影响阅片结果的可靠性。

（8）删除个别病例或整个研究中心的病例数据对疗效评价结果带来影响。

（9）未遵循随机要求，存在挑选受试者现象。

 现场核查中安全性信息处理与报告的核查要点及案例？

安全性信息处理与报告的核查要点包括：

（1）对受试者的相关医学判断和临床决策由本机构具有执业资格的医学专业人员执行并记录。

（2）研究者应完整记录不良事件、严重不良事件，与药物相关性判断标准符合试验方案规定和医疗常规。

（3）研究者确保发生不良事件、严重不良事件的受试者得到及时合理的观察与治疗。

（4）除试验方案或者其他文件中规定不需立即报告的 SAE 外，研究者立即向申办者书面报告所有严重不良事件，随后及时提供详尽、书面的随访报告。

（5）涉及死亡事件的报告，研究者向申办者和伦理委员会提供其他所需要的资料，如尸检报告或最终医学报告。

（6）药物临床试验期间发生的可疑且非预期严重不良反应、研发期间安全性更新报告，申办者根据《药物临床试验期间安全性数据快速报告的标准和程序》中按有关程序和规范要求向药品审评部门、伦理委员会等进行报告。

14 现场核查中重点关注可能影响安全性的主要情形包括哪些?

重点关注可能影响安全性的主要情形:

(1)瞒报、漏报不良事件/严重不良事件,包括严重不良事件的界定不合理导致的漏报,严重不良事件报告是否及时,是否按程序报告。

(2)瞒报不良反应的严重程度。

(3)不良事件/严重不良事件与用药相关性判断缺乏依据,尤其关注服药后与用药相关性判断为"无关"的情形。

(4)以疾病进展或肿瘤进展掩盖 不良事件/严重不良事件。

(5)用药结束后未完成出组访视,开始使用新的治疗方案后不再记录药物治疗中出现的不良事件。

(6)超研究者手册范畴新的不良事件,多例实验室检测值异常/进行性升高。

(7)日记卡未设计不良事件记录、合并用药栏,相关信息收集不全面。

(8)凡涉及医学判断或临床决策是否由执业资格的临床医师做出。不良事件记录是否完善,不良事件判断标准是否统 ·,对发生不良事件的受试者是否进行治疗,是否随访至正常等。

15 怎样核查某个具体受试者参加临床试验的真实性?

通过查看涵盖受试者身份鉴别信息的资料来查对参加临床试验受试者的真实性,如受试者鉴认代码表(含姓名、住院号/门诊就诊号、身份证号、联系地址和联系方式等)、筛选和体检数据、受试者日记卡、医院系统中受试者参加临床试验的记录,受试者参加相关检查的记录,挂号及财务记录等。必要时核查组可能在现场核查中直接联系受试者或受试者家属,以证实其参加临床试验的真实性。

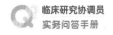

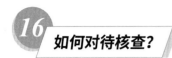
16 如何对待核查？

对待核查要非常认真严肃，勤于思考，协助研究者厘清问题，回忆试验过程，认真作答。CFDI 要求：被核查单位应当配合核查组工作，开放相关场地，及时提供核查所需的文件、记录、电子数据等，如实回答核查组的询问，保证所提供的资料真实。申请人和（或）被核查单位存在拒绝、阻碍、限制核查，不配合提供必要证明性材料等情形，或者存在主观故意导致核查无法完成的，核查结果直接判定为不通过。

17 所有的受试者结束随访后多久，会通知现场核查？

核查不是以受试者结束随访为标志的，一般会在申办者提交注册申请后进行。药品审评中心在药品注册申请受理后 40 日内通知核查中心和申请人进行注册核查，核查中心原则上在审评时限届满 40 日前完成注册核查并反馈药品审评中心。注册核查工作时限原则上为 120 日。

纳入优先审评审批程序的，药品审评中心在药品注册申请受理后 25 日内通知核查中心和申请人进行注册核查，核查中心原则上在审评时限届满 25 日前完成注册核查并反馈药品审评中心。纳入优先审评审批程序的，注册核查工作时限为 80 日。

核查中心于现场核查前 5 日通知申请人和被核查单位；有因检查可不提前通知申请人和被核查单位。

18 现场核查过程中，发生文件有漏签字的情况，可以现场补充吗？

不可以。应该在核查后进行整改，整改过程中同样不可以补充任何原始记录的签字。以情况说明和整改汇报形式上交。

现场核查过程中，如果针对某些问题临床研究协调员需要和临床研究监查员讨论，请问这样可以吗？

建议离开核查现场，回避核查专家的房间或场所进行讨论。切忌在核查人员面前讨论，一方面打扰核查专家的核查工作，另一方面临床研究协调员和临床研究监查员的讨论中很可能存在不确切、尚不成熟的观点。

（陈华芳　倪韶青）

第二十一节　临床研究协调员工作交接

为什么要做好临床研究协调员工作交接？

临床研究协调员是临床试验实施现场的重要一员，临床研究协调员工作的延续性是临床试验质量的重要保障；做好临床研究协调员工作交接，对于交接的个人而言，是一种工作的整理和学习，是专业素质和职业操守的体现；对于临床研究协调员的所属现场管理机构（Site Management Organization, SMO）来说，做好临床研究协调员的中心工作交接，是公司形象和承诺的一种展现。

什么情况下会发生临床研究协调员交接？

SMO 公司内部人员调整、研究者或申办方要求替换人员、临床研究协调员长期病产假或个人原因离职等情况下会发生临床研究协调员工作交接。

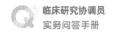

临床研究协调员工作交接前一般需要得到哪些人员的批准?

临床研究协调员在正式交接前,相关责任人需要提出人员变更申请并得到申办方或合同研究组织(Contract Research Organization, CRO)、研究机构、主要研究者的同意后方可实施。

临床研究协调员发生变更时需要特别注意的事情有哪些?

应参考机构、申办者、SMO 等各方的制度或协议的相关规定,前任临床研究协调员留出充分的时间做好工作交接,而继任临床研究协调员需要经过相关培训和授权后,才能开始交接工作。应避免出现前任临床研究协调员已不再提供服务而继任临床研究协调员还不能上岗的情况。

临床研究协调员交接前要做什么准备工作?

(1)临床研究协调员交接双方共同做好交接计划,建立交接表,明确交接内容。

(2)前任临床研究协调员应完成本职范围内当前的所有工作及整改(如有),不应把问题留给继任临床研究协调员。

(3)继任临床研究协调员交接前应充分学习项目的方案及当前的其他相关资料,熟悉项目研究团队人员及研究中心机构及伦理的一些基本情况和流程。

现场交接应关注哪些内容?

临床研究协调员现场交接应关注人、事、物三大块内容:

(1)人:指申办者或 CRO、机构及伦理、研究者和研究团队、受试者及其监护人等各方联系人。

（2）事：指项目进度，入组随访情况、受试者情况、其他特殊情况或要求等各类事项。

（3）物：指项目文件夹、物资等情况；可参考相关法规如《药物临床试验必备文件保存指导原则》。

 7 **临床研究协调员交接时应重点关注的内容有哪些？**

临床研究协调员交接时应重点关注的内容详见图 3-41。

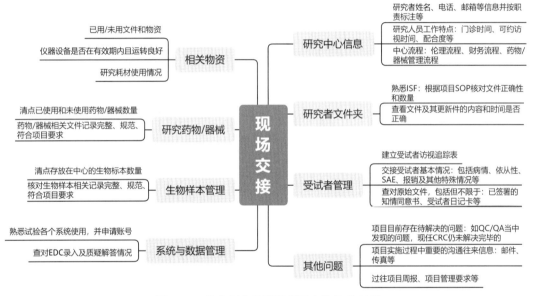

图 3-41　临床研究协调员现场交接注意事项

 8 **临床研究协调员工作交接现场建议、所需关注的内容、发现文件缺失时处理办法是什么？**

前任临床研究协调员应在交接前完成清点全部相关的试验文档、药物、物资等，确保数量准确、完整，如在交接过程中，发现有文件缺失，应该由前任临床研究协调员负责跟踪直至补充完整。如前任临床研究协调员因提前离职等原因人已经找不到了，应由继任临

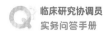
床研究协调员补充。

9 临床研究协调员交接完成后，应查对哪些内容？

（1）前任临床研究协调员的授权是否终止，继任临床研究协调员的资质文件是否完整。

（2）是否留存书面的自查及整改情况，遗留问题说明或完整的签字版交接记录表。

（3）前任临床研究协调员在本研究中心的相关物品是否已全部归还（如胸牌、饭卡、白大褂），继任临床研究协调员是否已获授权并具备开展工作的所需支持（如门禁权限等）。

（陈雯　李春梅）

第二十二节　职业礼仪与邮件撰写

1 职场礼仪的重要性？

良好的职场礼仪可以大大提升一个人的职业形象，建立个人品牌，展现个人道德水准和教养，提高办事效率。因此，每一位临床研究协调员都应建立良好的职场礼仪。

2 新人需要注意哪些职场礼仪？

初入职场，临床研究协调员除了需要快速掌握基本工作技能外，还应注意以下职场礼仪，包括：

（1）熟悉企业文化。

（2）快速认识每一位同事（包括中心的研究者、临床研究监查员等）。

（3）良好的工作心态和虚心的学习态度。

（4）明确自己的角色与定位，并展示与之匹配的职场礼仪。

临床研究协调员的日常着装有什么要求？

首先，临床研究协调员在日常工作中建议穿白大褂。如果没有白大褂，一般的着装建议包括：

（1）着装第一原则：干净、整洁、大方。

（2）发型清爽、整洁，不建议披头散发或染发颜色过于鲜艳。

（3）女士可淡妆，不建议浓妆艳抹，避免颜色过于鲜艳的指甲油。

（4）不穿过分暴露的衣服：如超短裙、吊带上衣等；避免穿颜色过于鲜艳的衣物。

（5）不建议穿露出脚趾的凉鞋；女士不建议穿跟过高的鞋子。

电话礼仪有哪些？

临床研究协调员在日常工作中电话沟通非常多，在接打电话的过程中需注意：

（1）接听电话需注意：①及时接听电话，如果可以的话尽量在三声内接听；②良好的接听姿势以保证声音清晰，过程中不要饮食、喝水等；③如果是比较重要的电话，建议提前准备好笔记本以便随时记录；④挂电话前应有明确的结束语，轻挂、后挂，礼貌挂机。

（2）拨打电话注意事项：①拨打电话前，需判断拨打时间是否合适；②接通后，对于熟悉的人应先问好，对于不熟悉的人，应先讲明自己的身份，再谈问题；③电话沟通的内容应概括全面、简洁明了，节省彼此的时间；对于比较重要的问题，可以在拨打电话前，先做简单整理。

握手礼仪有哪些？

（1）握手掌握先后顺序，一般为：①长辈与晚辈之间，长辈先伸手；②上下级之间，上级伸手后，下级才能接握；③主人与客人之间，主人宜主动伸手；④男女之间，女方伸出手后，男方才能伸手相握；如果男性年长，在一般的社交场合中仍以女性先伸手为主。

（2）握手的方法：握手时，距离受礼者约一步距离，上身稍向前倾，伸右手，四指并拢，拇指张开，两手的手掌都处于垂直状态，向受礼者握手。这是一种较为普遍且稳妥的握手方式，见图 3-42。

（3）握手的力度：不能过重、过轻；握手的时间以 1～3 秒为宜。

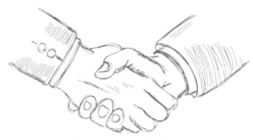

图 3-42　握手的方法

6　办公室礼仪有哪些？

（1）保持桌面整洁、干净，垃圾及时清理。

（2）避免将有强烈刺激气味的食物带入办公室，影响办公环境。

（3）三轻：说话轻、走路轻、关门轻。

（4）私人电话尽量不在办公室拨打、接听。

（5）不在公共场合讨论公司的事情，尤其是涉及保密的信息。

（6）做好情绪管理，不将个人情绪带入办公室；不抱怨、发牢骚，或讲一些不该讲的话。

（7）尊重他人，不把粗俗的话带到办公室，不随意打断他人对话，不随意占用他人时间。

（8）不占用公共资源，不将办公室用品私用。

7 **第一次拜访主要研究者有哪些注意事项？**

第一次拜访主要研究者应注意以下问题，详见图 3-43。

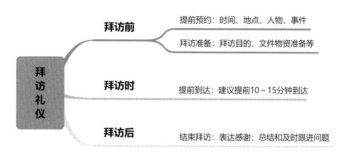

图 3-43　拜访礼仪

8 **临床研究协调员经常需要参加网络会议，有哪些注意事项？**

会议形式不仅仅局限于网络会议，一般的注意事项有：

（1）作为参会者：①准时参会，如果是线上会议需提前 5 ～ 10 分钟拨入，如果是非常重要的线上会议一般建议提前 1 ～ 2 天登录调试设备状态；②按会议要求做好自身准备，积极参与讨论；③会议中手机保持静音，如果有紧急情况应离开会场接听电话；④会议中保持仪容仪表、坐姿，切勿行为懒散；⑤不要交头接耳，对于有疑问的地方可以在讨论环节提出，切勿私下议论；⑥不吃零食、不打瞌睡、不玩手机；⑦认真参会，做好笔记。⑧在征得组织者同意的前提前，合理的录音或录像。

（2）作为组织者：①提前发送会议通知，通知重点包括时间、地点、形式、参会人员、会议主题，及需要大家准备的事项；②尽量准时开始、准时结束，不占用大家的时间；③围绕主题，有效把握会议节奏；④做好会议记录和会后跟踪。

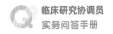

9 邮件撰写注意事项?

（1）邮件标题：①邮件一定要有标题，接收邮件的人不一定每封邮件都读；且无标题邮件容易被识别问垃圾邮件；②标题要切题、简短、突出重点。

（2）邮件正文：①中文一般使用"您好"作为邮件的开头；英文可以使用"Hi""Hello"等；②对于第一次邮件沟通的对象，要有简短的自我介绍；③行为段落之间要有空行，不要使用特殊字体、惊叹号；④言简意赅，重点突出；⑤表达不同意见要委婉；⑥不要遗漏附件，不要张冠李戴；⑦点击"发送"后要检查是否已成功发送；⑧发送前，请考虑一下接收人的阅读体验；⑨外出、离开请设置自动回复。

（3）结尾：①感谢及礼貌用语；②建议使用简约、美观的签名；③节日祝福的邮件，避免群发，让其他人感受到你的真诚。

（李琦　陈炯靓）

参考文献

[1] 国家食品药品监督管理总局. 食品药品监管总局关于进一步加强药物临床试验数据自查核查的通知 [EB/OL].(2015-12-17)[2021-10-1].https://www.nmpa.gov.cn/directory/web/nmpa/xxgk/fgwj/gzwj/gzwjyp/20151217163901365.html.

[2] 国家食品药品监督管理总局. 药物临床试验伦理审查工作指导原则 [EB/OL]. (2010-11-02)[2021-10-1.].http://www.gov.cn/gzdt/2010-11/08/content_1740976.html.

[3] 广东省药学会. 药物临床试验 伦理监查 · 广东共识 (2020 年版)[J]. 今日药学，2020,12:802-806.

[4] 国家药品监督管理局，国家卫生健康委员会. 药物临床试验质量管理规范 [EB/OL].(2020-04-26)[2021-10-20].https://www.nmpa.gov.cn/yaopin/ypggtg/20200426162401243.html.

[5] 中华人民共和国国务院. 中华人民共和国人类遗传资源管理条例 [EB/OL].(2019-06-10)[2021-10-28].http://www.gov.cn/zhengce/content/2019-06/10/content_5398829.html.

[6] 器械 CRA 之家.2021 人类遗传资源管理法规合集及答疑 [EB/OL]. (2021-10-22)[2021-10-28] https://mp.weixin.qq.com/s/XxviIk6skoNoepArEBzhMg.

[7] 姜韶东 . 人类遗传资源是无价之宝 [N]. 光明日报 ,2019-08-22(16). (2019-08-22)[2021-10-28]https://news.gmw.cn/2019-08/22/content_33097047.htm.

[8] 新华社 . 管好用好人类"生命说明书"——科技部、司法部有关负责人解读《中华人民共和国人类遗传资源管理条例》[EB/OL].(2019-06-12)[2021-10-28] http://www.gov.cn/zhengce/2019-06/12/content_5399732.htm.

[9] 广东省药学会 . 药物临床试验 受试者隐私保护 · 广东共识 [J]. 今日药学 ,2020,12:807-814.

[10] 中华人民共和国全国人民代表大会 . 中华人民共和国民法典 [EB/OL].(2020-05-28)[2021-10-28].
http://www.npc.gov.cn/npc/c30834/202006/75ba6483b8344591abd07917e1d25cc8.shtml.

[11] 国家药品监督管理局，国家卫生健康委员会 . 药物临床试验质量管理规范 [EB/OL]. (2020-04-28)[2021-10-28]https://www.nmpa.gov.cn/yaopin/ypggtg/20200426162401243.html.

[12] GB/T 35273-2020, 信息安全技术个人信息安全规范 [S].(2020-03-06)[2021-10-28].

[13] ICH. ICH-GCP E6(R2) Guideline For Good Clinical Practice[Z]. 2016.

[14] 中华人民共和国中央人民政府 . 护士执业注册管理办法 [EB/OL].(2008-05-06)[2021-10-28].http://www.nhc.gov.cn/fzs/s3576/200805/a98fec306d0748a48364a538a3bb48fb.shtml.

[15] 中华人民共和国国务院 . 护士条例 [EB/OL].(2008-01-31)[2021-10-28].http://www.nhc.gov.cn/yzygj/s3592/200804/fda530eebec044768305b2276fe93c81.shtml.

[16] 陈雷，兰维永，张大为，等 . 计量检定与校准及其证书有效性的区别分析 [J]. 中国新通信 ,2019,21(24):147-148.

[17] 林晓霞 . 计量校准与计量检定区别辨识 [J]. 中国质量技术监督 , 2016, (1): 66-67.

[18] 倪韶青，漆林艳、李春梅，等 . 儿科临床研究的知情同意 [J]. 临床儿科杂志 , 2017, 35(3): 236-240.

[19] 张正付，李萌、燕娟，等 . 药物临床试验中不良事件的案例收集与评判 [J]. 中国临床药理学杂志 , 2020, 36(23): 3957-3961.

[20] 广东省药学会 . 药物临床试验 安全评价 · 广东共识 (2020 年版)[J]. 今日药学 , 2020, 11: 731-740.

[21] 国家药品监督管理局 . 国家药监局关于发布药物临床试验必备文件保存指导原则的通告 (2020 年第 37 号) [EB/OL]. (2015-07-22)[2021-12-30] https://www.nmpa.gov.cn/yaopin/ypggtg/ypqtgg/20200608094301326.html.

[22] 中华人民共和国国务院 . 《医疗废物管理条例》[EB/OL]. (2003-06-16)[2021-12-30]http://www.gov.cn/zhengce/2020-12/26/content_5574566.htm.

[23] 中华人民共和国卫生部，国家环境保护总局 . 《关于印发医疗废物分类目录 (2021 年版) 的通知 》[EB/OL]. (2021-11-25)[2021-12-30].http://www.gov.cn/zhengce/zhengceku/2021-12/02/content5655394.htm.

[24] GB/T 2893.5-2020, 图形符号 安全色和安全标志新标准 第 5 部分：安全标志使用原则与要求 [S]. (2020-03-31)[2021-12-30].

[25] GB/T 19489-2008, 实验室生物安全通用要求 [S]. (2004-05-28)[2021-12-30].

[26] 中华人民共和国全国人民代表大会常务委员会 . 《中华人民共和国生物安全法》 [EB/OL]. (2020-

10-17)[2021-12-30]http://www.gov.cn/xinwen/2020-10/18/content_5552108.htm.

[27] 中国药学会医院药学专业委员会 . 《中国高警示药品推荐目录》[EB/OL]. (2019-05-27)[2021-12-30] https://www.cpa.org.cn/index.php?do=info&cid=75676.

[28] 国家药品监督管理局，国家卫生健康委员会 . 《中华人民共和国药典》[EB/OL]. (2020-11-28) [2021-12-30]http://www.gov.cn/xinwen/2020-11/28/content_5565608.htm.

[29] 中华人民共和国全国人民代表大会常务委员会 . 《中华人民共和国药品管理法》 [EB/OL]. (2019-08-26)[2021-12-30]http://www.gov.cn/xinwen/2019-08/26/content_5424780.htm.

[30] 何奕辉，姚晨，张子豹，等 . 临床试验源数据的管理 [J]. 药学学报，2015, 50(11): 1367-1373.

[31] National Institutes of Health. Guidelines for Writing Notes to the Study File. [EB/OL]. (20110923)[2021-12-30].files.nccih.nih.gov/s3fs-public/CR-Toolbox/Notes_To_File_Guidance_07-17-2015.docx.

[32] 熊宁宁，李昱，王思成，等 . 伦理委员会制度与操作规程 [M]. 北京：科学出版社，2014: 98.

[33] 李树，赵氚，成程，等 . 临床试验中违背方案问题的分析与建议 [J]. 中国医学伦理学，2021, 34(2):211-215.

[34] 国家药监局综合司 . 国家药监局综合司公开征求《药品检查管理规定（征求意见稿）》意见 [EB/OL].(2020-06-30)[2021-12-30].https://www.nmpa.gov.cn/directory/web/nmpa/xxgk/zhqyj/zhqyjyp/20200702151401143.html.

[35] 国家食品药品监督管理总局 . 国家食品药品监督管理总局关于开展药物临床试验数据自查核查工作的公告 (2015 年第 117 号)[EB/OL]. (2015-07-22)[2021-12-30].https://www.nmpa.gov.cn/yaopin/ypggtg/ypqtgg/20150722173601172.html.

[36] 高荣，宁靖，王安娜，等 . 从药物临床试验数据核查看药物临床试验机构的职责履行情况 [J]. 中国新药杂志，2019, 28(20): 2518-2523.

[37] 高荣，吕术超，李秀丽，等 . 从药物临床试验数据核查看研究者的职责履行情况 [J]. 中国新药杂志，2019, 28(20): 2508-2512.

[38] 国家食品药品监督管理总局 . 总局关于发布儿科人群药物临床试验技术指导原则的通告 (2016 年第 48 号)[EB/OL].(2016-03-07)[2021-12-30].https://www.nmpa.gov.cn/xxgk/ggtg/qtggtg/20160307164401912.html.

[39] 汪君铱，沈佳佳，李春梅，等 . 国内外儿科药物临床试验发展现状 [J]. 临床儿科杂志，2020, 38(8): 636-640.

[40] 国家药品监督管理局食品药品审核查验中心 . 国家药品监督管理局食品药品审核查验中心关于发布《药品注册核查工作程序（试行）》等 5 个文件的通告 (2021 年第 30 号)[EB/OL]. (2021-12-20)[2021-12-30]https://www.cfdi.org.cn/resource/news/14200.html.

[41] 王佳楠，钱雪，李见明 . 药物临床试验数据核查工作及常见问题分析 ［J］. 中国新药杂志，2018, 27(11):1273-1276.

第四章

儿科临床试验

第一节　儿科临床试验概述

1　儿童的定义?

国际《儿童权利公约》界定儿童是指 18 岁以下的任何人。参考当前国际人用药品注册技术要求国际协调会（the International Council for Harmonisation of Technical Requirements for Pharmaceuticals for Human Use, ICH）对儿科人群临床研究的相关要求，儿科临床试验人群通常划分以下几组：①早产新生儿；②足月新生儿（0～27 天）；③婴幼儿（28 天～23 个月）；④儿童（24 个月～11 周岁）；⑤青少年（12～17 周岁）。

2　为什么要开展儿科临床研究?

儿童不是成人的缩影。儿科人群的脏器结构和生理功能与成人不同，即使在儿科人群的不同年龄段（新生儿期、婴幼儿期、儿童期、青少年期），其躯体和心理特征也存在一定差异，难以利用成人临床试验数据证明儿科人群用药的安全性和有效性，甚至在同属儿科人群范围内，多数情况下也不能完全由大年龄段人群的数据直接推导于小年龄段人群，特别是新生儿。对于支持批准用于特定年龄段儿童的药品，应有相应的儿科人群临床试验数据予以支持。因此，开展规范的儿科人群药物临床试验，对于保护受试者的权益，获得质量良好的研究数据，确保儿科患者用药的有效性和安全性十分重要。

3　什么时候启动儿科人群药物临床试验?

出于对儿科受试者的保护，儿科临床研究实施时，一般应在获得成人的数据之后开展儿科人群的研究，按照青少年、儿童、婴幼儿等年龄段顺序逐步进行。

启动儿科人群药物临床试验的时间点分以下两种情况。

（1）拟用于儿科特有疾病或患者主要为儿科人群的疾病的药物，如果成人无法提供充分信息，则在获得了成人的初步安全性和药代动力学数据之后，即可在目标年龄段儿科人群中开展临床试验。

（2）拟用于成人和儿科人群共患疾病的药物：①如果该疾病是目前缺乏有效治疗的危重症或进展性预后不良疾病，应考虑在获得成人初步安全性及潜在获益的临床试验数据后，例如Ⅱ期结束或完成概念验证性研究后，尽早地开展儿科人群临床试验；②如果该疾病已有可选择的治疗药物，应在成人Ⅲ期确证性研究证明了其在成人患者中的获益大于风险后，再启动儿科人群临床试验；③如果预期有较大的安全性风险，建议在该药品成人应用上市后获得充分的安全性数据时再开展儿科人群药物临床试验。

儿科临床试验应遵循的伦理学原则是什么？

设计儿科人群药物临床试验时，在满足评价要求的前提下，尽可能遵循"样本量最小、标本最少、痛苦最小"的原则。如必须采用侵入性检测时，应对操作方法和频率进行严格规定，尽量减少重复的有创性的检测步骤。

什么是儿科临床药理学研究？

儿科人群的临床药理学研究，是收集不同年龄段（新生儿期、婴幼儿期、儿童期、青少年期）的药代动力学、药效动力学及其影响因素数据，用以支持最优剂量的探索与确定，支持儿科人群临床治疗方案的制定，以及安全性、有效性评估。

6 *儿科临床药理学研究是必须的吗？*

是的。儿科临床药理学数据非常缺乏，而儿科临床药理学所研究的儿童生长发育对药物的处置和药理作用以及药物治疗效果的影响，对于儿科用药的开发起着非常关键的作用。

（倪韶青）

第二节　儿科临床研究的风险防范

1 为什么要特别重视儿科临床试验的风险问题？

与成人相比，将同一治疗方法用于不同年龄段儿童（新生儿期、婴幼儿期、儿童期、青少年期）受试者时，因机体代谢在不同年龄段儿童中具有多态性，疼痛、不适等不良反应发生的概率与强度亦会有所不同，且明显大于成人。儿科临床研究存在一些成人试验中不常被考虑的特有的风险，如恐惧、疼痛、与父母家庭分离、对生长发育的影响等。因此儿科临床研究应该特别注意风险的防范。

2 临床研究应该区分哪些风险？

临床研究风险应区分为研究风险和医疗风险。

（1）研究风险为研究行为（包括研究干预和研究程序）造成的风险。从研究干预、研究程序等方面，预期的研究风险包括身体伤害、心理伤害、社会伤害和经济伤害等。

（2）医疗风险为即使不参加临床研究也将承受的风险。需要注意的是，只有研究风险才在伦理审查的考虑范围之内。

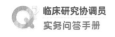

3 什么是最小风险?

最小风险是指研究中预期发生的伤害或不适的概率与严重性,不超过它们在日常生活中或常规生理或心理检查中所出现的概率与严重性。

4 儿科临床试验开展前需要考虑的问题有哪些?

为了尽可能降低研究风险,2004 年国外研究组织对涉及儿童的临床研究做风险评估时,提出了以下 14 类需关注的问题,这些问题对研究者、伦理评审者都具有重要的参考价值:

(1)有必要让儿童回答本项目中所研究的问题吗?所纳入的儿童年龄段是?任何潜在的研究伤害是否与年龄有关?

(2)本研究是否会对潜在受试儿童作筛查,排除易受研究中特定因素风险攻击的对象?

(3)本研究对儿童及其家庭有什么要求?研究计划的遵从性是否值得关注?如果不遵从研究计划行事,会产生什么风险?

(4)是否所有的程序或干预举措对回答本研究所提出的问题是必需的?

(5)先前的实验研究、动物研究、成人研究或其他相关数据是否已经能够为继续进行的涉及儿童的研究提供充分研究基础?

(6)本研究是否符合研究适宜性原则?

(7)对于本研究所需纳入不同类别的儿童,他们分别可能遭遇哪些风险?是否有数据评价不同类别儿童可能遭遇的每个风险的概率和程度?

(8)研究者是否收集了不良事件的资料?

(9)研究负责人和成员是否有资质完成研究计划,对潜在研究风险和不良后果做及时评估?是否有能力照顾好不同年龄段的受试儿童?

（10）研究场所对受试儿童是否"友好"？能否满足受试儿童对生理、临床、心理和情感的需要？

（11）超过最小风险的研究，计划中是否制定适宜的监测受试儿童安全的策略？

（12）如果研究计划中指出有生理或心理方面的发生突发紧急情况的风险，那么研究场所中是否配备了相应应急设施并制定有应对策略？

（13）当出现有关伤害或收益的重要发现时，本研究是否有终止点？这些终止点是否明确且适宜？

（14）有哪些措施以保护数据的机密性（收集、存储、访问使用权限、保存时间等）？

 儿科药代动力学研究属于高风险研究吗？

儿科的药代动力学研究必须是在具有药品或生物制品治疗需求的小儿中开展，并且是风险合理、有临床获益可能的给药方案。在这类研究中，一般需要获得标本，而用于药代动力学分析的有限静脉穿刺为最小风险或轻微高出最小风险的临床操作。

 儿童临床研究给药有哪些风险需要特别考虑？

儿科人群对药品的接受程度比成人差，常会出现紧张、不适感或疼痛。在急性发病、反复用药的慢性病、严重的身体残疾和（或）精神障碍而缺乏合作的患儿中，儿童受试者除自身机体状况和基础疾病、个体差异、耐受能力外，监护人因认识不足或依从性差也常常导致风险发生，需予以特别的关注。

 如何给儿童患者和家长提供支持，以减少儿科临床试验的风险呢？

为了更好地保障方案的依从性，应给予儿童及家庭特殊的心理学和医学的支持：

（1）涉及儿童的研究应在儿童和父母能够获得充分的医学和心理上支持的情况下实施。

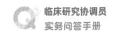

（2）研究者可以就关于孩子参加该研究的问题获得孩子的家庭医师、儿科医师或其他卫生保健工作者的建议。

（3）如果研究明显不同于常规治疗，应该邀请父母一方或双方在场给孩子安慰，必要时，代表儿童与未成年人处理相关事宜。

（4）如果研究不允许父母在场，应该加以解释，并且在知情同意书中明确说明。

（5）需建立针对不同剂型、不同用药途径及不同用药监护人的用药交代操作规程，提供额外的电话或现场访视，关注用药依从性，降低研究风险。

 8 儿科临床试验中，如何将风险最小化？

针对预期的风险及其易感因素，必须采取儿科研究风险最小化的措施，例如：

（1）科学的方案设计。

（2）经培训的合格的研究人员，包括临床研究协调员；有照顾儿童经验的协作研究人员。

（3）合理减少抽血和组织样本的采取数量和次数。

（4）排除对研究风险更敏感或更易受伤害的个体或群体参与研究（除非有明确要求，一般从年龄、成熟度、心理等方面考虑优先选择大龄儿童）。

（5）预期不良事件的处理方案与程序，包括研究者应急处理能力的培训。

（6）无法忍受的症状发生时，允许采用阳性药物治疗的规定。

（7）紧急破盲的规定。

（8）提前中止研究的标准。

（9）数据与安全监察。

（10）叠加设计是指当研究性治疗的作用机制与标准治疗不同时，可以考虑在标准治疗的基础上，进行研究干预与安慰剂的对照设计。

我国批准儿科人群药物临床试验有哪些条件？

2016 年国家食品药品监督管理总局的《儿科人群药物临床试验技术指导原则》提出：一方面，研究应基于公平分配研究负担和利益的考虑选择受试人群，儿童有权从对成人研究显示有治疗效应的研究中受益，特别是当没有更好的或等效的治疗方法时。另一方面，应尽可能保护儿童不作为受试者。涉及儿童的临床研究，唯有研究是针对儿童的健康需要且是儿童群体迫切关注的健康问题，且此项研究在非儿童人群中无法开展的情况下，方能认为该研究是正当的。此外，儿童群体应能从研究获得的知识、实践或干预措施中获益。因此，机构审查委员会批准儿科人群药物临床试验的条件。

（1）不超过最小风险。

（2）虽超过最小风险，但是满足以下条件：①对受试者具有可预见的直接获益；②可能揭示该疾病人群的重要知识；③可以通过该试验揭示预防或消除严重影响儿科人群健康的医学问题的方法。

（倪韶青　寿心怡）

第三节　儿童的体格生长

什么是儿童的体格生长？

体格生长是儿童健康的重要指标，儿童体格生长的测量与评价是用以监测、干预个体和群体儿童健康和营养状况的最简便、经济、无创的方法。

影响儿童体格生长的因素有哪些？

（1）遗传因素：遗传在儿童体格生长中有重要作用。不同种族、民族和家族有着不同的体格发育差异。其中，父母身材的高矮对子代的影响较大。此外，男女性别不同，体格生长的速度和限度也有区别。除青春早期外，一般女童平均体重、身高均低于同年龄男童，因此在评价儿童体格生长时男女儿童各有标准。

（2）营养：是良好体格生长的必要保证，儿童出生前和出生后的机体营养状态都会影响体格生长。长期营养摄入不足，会导致体重不增或下降，严重的影响身高的增长。

（3）疾病：对儿童体格生长有十分明显的阻碍作用。急性感染常引起体重不增或下降，慢性疾病不仅影响体重，还影响身高的增长。甲状腺功能减退，生长激素缺乏症等内分泌疾病对体格生长的影响尤为突出。

（4）环境因素：儿童居住、生活的环境也会对儿童的体格生长有一定的影响。良好的居住环境（如阳光充足、空气新鲜、无污染、无噪声等）、完善的医疗保健服务、规律的生活方式、符合年龄的体格锻炼等，能促进儿童体格生长达到最佳状态。

儿童体格生长有怎样的规律？

（1）生长的连续性：儿童时期，体格生长是一连续的过程，但各年龄段生长发育并非等速，不同年龄阶段生长速度不同。例如：体重和身长在婴儿期生长速度最快，以后减慢，到青春期又加快，从而形成两个体格生长高峰。

（2）头尾规律：儿童身体各部分生长比例随年龄而不同，呈现头尾规律。儿童体格生长呈头部领先、躯干次之、最后四肢的生长规律。婴儿头部高度占身高的1/4，成人头高占身高的1/8。

（3）各器官发育不平衡性：人体各系统的发育快慢不一，各有先后。儿童的神经系统发育较早，脑的发育在出生头2年最快，5岁时脑的大小和重量已接近成人水平。生殖系统到青春期才迅速发育。淋巴系统发育至一定高峰后又逐渐退化。其他系统如呼吸、循环、消化、泌尿、肌肉的发育则与体格生长平行。

（4）个体差异：儿童体格生长虽有一定的规律，但存在着相当大的个体差异，如矮身材父母的儿童与高身材父母的儿童相比，两者身长（高）可相差很大，但都属于正常生长范围，故每个儿童有其自己的生长"轨道"，并不会完全相同。

 4 ## 儿童体格生长的常用指标及测量方法有哪些？

（1）体重：为各器官、系统、体液的总和，是反映营养状况最常用的指标。新生儿出生体重约为 3kg，生后 3 月龄体重约等于出生时体重的 2 倍；至 12 月龄时体重约等于出生体重的 3 倍，这是生后体重增长最快的时期，系第一个生长高峰。2 岁至青春期前体重增长减慢，稳速生长，年增长值约为 2kg；青春期开始后体重又猛增，年增长 4 ～ 5kg，持续 2 ～ 3 年，系第二个生长高峰。

体重测量前均应检查磅秤的零点，应在空腹、排空大小便、裸体或穿背心短裤的情况下进行。如果衣服不能脱成单衣单裤，则应设法扣除衣服重量。

称体重时，婴儿可卧位，1 ～ 3 岁可坐位，3 岁以上可站位，两手自然下垂。小婴儿最好用载重 15kg 盘式杠杆秤测量，置婴儿卧于秤盘中央称重，误差不超过 10g。儿童用载重 50kg 杠杆秤测量，误差不超过 50g。

7 岁以上用磅秤，最大载重100kg，误差不超过100g。称重时应先熟悉磅秤的读数砝码、游锤或秤锤，将它放置在与儿童年龄相当的体重附近。称儿童时迅速调整游锤至杠杆正中水平，所示读数记录以千克（kg）为单位，保留至小数点后两位数。

为方便临床应用体重计算用药量和输液量，有时也可用以下公式粗略估计青春期前儿童体重：

3 ～ 12 个月体重（kg）＝（月龄＋ 9）/2

1 ～ 6 岁体重（kg）＝年龄（岁）×2 ＋ 8

7 ～ 12 岁体重（kg）＝［年龄（岁）×7 － 5］/2

（2）身长（高）：指头顶至足底的长度。3 岁以下儿童立位测量不准确，应仰卧位测量，称身长；3 岁以后可立位测量，称身高。立位与仰卧位测量值相差 1～2cm。

身长（高）的增长规律与体重相似，年龄越小增长越快。出生时身长平均 50cm；生后第 1 年身长增长最快，1 周岁达 75cm；第 2 年身长增长速度减慢，平均增加 11～12cm，2 周岁时身长约 87cm；2 岁以后直至青春前期平均每年增加约 7cm。青春期受内分泌影响，出现身高增长高峰，男性比女性晚 2 年。在身高增长高峰时期男性 1 年身高平均增加 9cm，女性平均增加 8cm。

3 岁以内儿童量卧位的身长，脱去帽、鞋、袜，穿单衣仰卧于量床底板中线上。助手将头扶正，头顶接触头板，儿童面向上。测量者位于儿童右侧，左手握住双膝，使腿伸直，右手移动足板使其接触两侧足跟。如果刻度在量床双侧，则应注意量床两侧的读数应该一致，然后读刻度，误差不超过 0.1cm。

3 岁以上儿童量身高时，要取立正姿势，两眼直视正前方，胸部稍挺起，腹部微后收，两臂自然下垂，手指并拢，脚跟靠拢，脚尖分开约 60°，脚跟、臀部和两肩胛间几个点同时靠着立柱，头部保持正直位置，然后测量。使顶板与颅顶点接触，同时观察被测者姿势是否正确，然后读立柱上数字，误差不超过 0.1cm。

青春期前儿童身长（高）估算公式为：

2～12 岁身长（高）（cm）＝年龄（岁）×7＋77

（3）头围：反映脑和颅骨的发育程度。新生儿头围平均为 34cm，1 周岁头围平均约 46cm；2 岁时头围约 48cm；5 岁约 50cm；15 岁时接近成人头围 54～58cm。大脑发育不全时头围常偏小，头围过大时应注意有无脑积水。

测量头围时儿童取坐位或立位。测量者立于被测者之前或右方，用软尺从头部右侧眉弓上缘经枕骨粗隆，从左侧眉弓上缘回至零点，读出头围数字，误差不超过 0.1cm。量时软尺应紧贴皮肤，左右对称。如有小辫子，则将辫子分开，勿把辫子和女孩头上的蝴蝶结压在软尺下，影响读数。所用软尺要准确，有 0.1cm 的刻度，测量前要检查软尺刻度是否准确，软尺测量数十次后要再检查刻度是否因反复牵引或汗水浸湿而影响准确性。

（4）胸围：反映胸廓、胸背肌肉、皮下脂肪及肺的发育程度。出生时胸廓呈圆筒状，胸围约 32cm，比头围小 1～2cm；随着年龄的增长，胸廓的横径增加快，至 1 岁左右胸围等于头围，1岁以后胸围逐渐超过头围。

测量时3岁以下取卧位，3岁以上取立位，测量时被测者处于两手自然平放或下垂，两眼平视。测量者立于前方或右方。用左手拇指将软尺零点固定于被测者胸前乳头下缘，右手将软尺经右侧绕背部以两肩胛下角下缘为准，经左侧面回至零点，取平静呼吸气时的中间读数。

（5）腹围：婴儿期腹围与胸围相近，以后腹围小于胸围。腹部易受腹壁肌张力及腹内脏器的影响。测量腹围时应使受测者取仰卧位，以脐部为中心，绕腹1周。

（6）臂围：骨骼、肌肉、皮肤和皮下组织的综合测量。上臂围的增长反映了儿童的营养状况。在无条件测量儿童体重和身高的情况下，上臂围可以用来评估5岁以下儿童的营养状况：＞13.5cm为营养良好；12.5～13.5cm为营养中等；＜12.5cm为营养不良。

测量时取立位、坐位或仰卧位，被测者两手自然平放或下垂。取左上臂自肩峰至鹰嘴连线的中点为测量点。以软尺绕该点水平的上臂1周，轻轻接触皮肤，进行测量。

（7）坐高（顶臀长）：头顶到坐骨结节的长度。3岁以下儿童仰卧位测量为顶臀长。坐高增长代表头颅与脊柱的发育。

3岁以下取卧位测量，测者左手提起儿童下肢，膝关节弯曲，同时使骶骨紧贴底板，大腿与底板垂直，移动底板，使其压紧臀部，读刻度。3岁以上量坐高取坐位，注意座椅高度是否合适。坐时两大腿伸直面与躯干成直角而与地面平行。头与肩部的位置与量身高的要求相同。

5 什么是儿童体格生长评价？

体格生长评价是以正常儿童体格测量数据为标准，评价个体儿童或群体儿童体格生长所处水平及其偏离标准值的程度，有利于及时发现问题，筛查、管理高危儿童，给予适当的指导和干预，促进儿童健康生长。

儿童体格生长评价的标准有哪些?

生长评价标准是通过一定参照人群的横断面调查数据制订的。由于参照人群不同，所制订评价标准也不同。主要分为以下两类。

（1）理想标准：选择的参照人群是生活在最适宜的环境中的儿童，这些儿童的生长潜力得到充分发挥，据此制订出的生长评价参考标准为"理想标准"。我国自 1996 年以来普遍采用的理想标准，是世界卫生组织（WHO）推荐的 NCHS 参照人群值制订的标准。

（2）现状标准：制订现状标准时不严格限制参照人群的条件，代表某一国家或地区儿童生长发育的一般水平。我国目前应用的是中国儿科工作者在 2005、2015 年分别于中国九大城市获得的儿童生长发育衡量数值而制订的标准。

 儿童体格生长评价的方法有哪些?

目前，我国常用的体格生长评价方法有标准差法、中位数百分位法、曲线图法、指数法和骨龄评价。

（1）标准差法：又称为均值离差法，适用于正态分布状况，是我国目前在儿童保健门诊最常见的体格生长评估方法。根据不同年龄、性别，固定分组，通过大量人群的横断面调查算出均值和标准差，均值加减 1 个标准差包含 68.3% 的总体，加减 2 个标准差包含 95.4% 的总体，而加减 3 个标准差范围已包含 99.7% 的总体，可按此制定出五等级评估（表 4-1）。

表 4-1　体格生长五等级评估

均值 ± 标准差	x–2SD 以下	x–（1SD–2SD）	x ± 1SD	x+（1SD–2SD）	x+2SD 以上
等级	下	中下	中	中上	上

这种评估法的优点是简单易行，缺点是只能用单项指标评估，不能对儿童体型作评估，

也不能对生长动态进行评估。

（2）中位数百分位法：适用于正态和非正态分布状况，这是近年来世界上常用来评估体格生长的方法。百分位法就是把某一组变量值按大小顺序排列起来，求出某个百分位的数值，然后将百分位数列表。常分为第 3、第 10、第 25、第 50、第 75、第 90、第 97百分位数。P3 代表第 3 百分位数值，P97 代表第 97 百分位数值，从 P3 到 P97 包括了全样本的 95%。P50 即为中位数，当样本变量呈正态分布时，约与标准差法的均值相当。本法的适用范围和优缺点与标准差法相似，只是数值分布更为细致，准确性更高。

（3）曲线图法：是通过定期、连续对身高、体重和头围进行测量，所得数值画成曲线，以观察、分析其增长情况；或订出观察期限，记录身长（高）的增加值和（或）体重增加值画成曲线进行评估。目前，国内外普遍应用的儿童生长发育图就是一种曲线图，将定期和系统测量所得各个儿童的体格衡量值画在相应的曲线图上，然后进行评估，不仅可以评出生长水平，还可看出生长趋势，并能算出生长速度。

（4）指数法：根据人体各部分之间有一定的比例，用数学公式将几项有关体格生长的指标联系起来判断体格生长、营养状况、体型、体质。这也是一种综合评估，在儿童保健工作中保健医师根据不同的目的和要求，选择不同的指数法进行评估，最常用的是体重指数（body mass index，BMI）来判断是否有消瘦或肥胖的倾向。

BMI ＝体重（kg）/〔身长（高）（m）〕^{2}

这是将身长（高）的平方设想为儿童的体积，它既反映一定体积的重量，又反映机体组织的密度。该指数是评估婴幼儿营养状况的一个较好的指标。

（5）骨龄评价：骨龄指骨骼的年龄，可反映个体儿童骨骼发育水平和成熟程度。通常采用 X 线检查儿童某部位骨化中心的多少及干骺端融合情况来测定骨龄，最常检查的部位是腕骨。目前国内外制定骨龄标准的方法有图谱法、计分法和重点标志观察法。

8 儿童体格生长评价的内容有哪些？

对儿童的体格发育进行评价是依据儿童体格生长规律来判断其生长状况，包括生长水平、生长速度及匀称度三个方面。

（1）生长水平：将某一年龄所获得的某一项体格生长测量值与参考人群值比较，得到该儿童在同质人群（同年龄、同性别）中所处的位置，即为此儿童该项体格生长指标在此年龄的生长水平。临床上常使用百分位法，易于向家长解释。

（2）生长速度：是对某一项体格生长指标定期连续测量（纵向观察），所获得的该项指标在某一年龄阶段的增长值即为该儿童该项体格生长指标的速度值，将其与参考人群值的生长速度相比较，可得出正常、不增、下降和增长不足的结果。这种动态纵向观察个体儿童生长的方法最能反映个体儿童的生长轨道和趋势，体现生长的个体差异。

（3）匀称程度：用多项生长指标进行综合评价，反映体型和身材的匀称度。如以体重／身高比值表示一定身高的相应体重增长范围，间接反映身体的密度和充实度；以坐高（顶臀长）／身长（高）的比值反映下肢发育状况。

（竺智伟）

第四节　儿童心理与行为发育

1 什么是儿童心理与行为发育？

儿童心理发育包含了感知觉、动作、语言、认知、情绪、个性和社会性等方面。婴幼儿神经心理的发育大量的反映在日常行为当中，这个时期的发育也称之为行为发育。

2 什么是感知觉？

感觉包括了视觉、听觉、嗅觉、味觉和皮肤感觉。知觉是在感觉的基础上产生的，是对事物整体属性的综合反映。

3　什么是儿童视觉发育？

新生儿出生时已经有视觉，但不敏感，屈光状态为远视，随着发育逐渐正视化，5～6岁时达到1.0。

4　什么是儿童听觉发育？

胎儿在宫内即有听力。听觉发育是语言发育的必要条件之一。儿童能听到25dB以下的响度，否则为听力障碍。

5　儿童嗅觉是什么时候发育成熟的呢？

新生儿出生时嗅觉已发育成熟，3～4个月已能分辨愉快和不愉快的气味。

6　儿童味觉是什么时候发育成熟的呢？

人类味觉有四种，即甜、酸、苦、咸。新生儿的味觉已发育很完全。

7　儿童皮肤感觉的发育有什么特点呢？

皮肤感觉包括痛觉、触觉、温度觉及深感觉。新生儿存在痛觉但不敏感，有高灵敏性的触觉，对温度也比较敏感。

8　儿童知觉的发育有什么特点呢？

知觉的发育与视觉、听觉、皮肤感觉等发育有密切的联系。随着儿童动作和活动特别是随意行走的发展，各种复杂知觉也初步发展起来，主要有空间知觉和时间知觉。

 儿童的运动发育有什么特点呢？

运动的发育与脑的形态及功能的发育密切相关。此外，与脊髓及肌肉的功能也有关。运动发育有规律性：①由上到下，即先能抬头，然后坐，行走；②由近到远，如先抬肩然后手指取物；③从泛化到集中，如看到胸前玩具，婴儿手舞足蹈但拿不到，较大婴儿则伸手取物；④正面动作先于反面动作，如先学会抓东西才会放下，先会向前走然后才会倒退走。

 儿童语言的发展有什么特点呢？

语言是人类特有的一种高级神经活动，是表达思想、观点的心理过程。语言的发展分为语言准备期和语言发展期。

 什么是语言准备期？

语言产生的准备：首先是反射性发声阶段，大约5周起婴儿会开始发出一些类似元音的声音，而后是一些辅音。接下来就是咿呀学语阶段，约5个月开始出现元音和辅音的组合，9个月达到高峰。

语言理解的准备：不到10日的新生儿就能区别语音和其他声音。8～9个月婴儿已开始表现出能听懂成人一些语言并做出反应，这时的反应是对情境而非对词义的反应，11个月时才开始以词作为信号引起反应。

 什么是语言发展期？

1～1.5岁出现不完整单词句，在1.5～2岁出现"电报句"，2岁左右大部分是完整句。

1岁半会说词数100个，2岁300～400个，3岁1000个左右。儿童语言发育需要良好的语言环境、生活环境、活动游戏及成人与儿童语言交流。

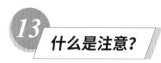

13 什么是注意?

注意是心理活动对一定对象的指向和集中。注意可分为无意注意和有意注意。婴儿时期以无意注意为主，随着年龄增加、活动范围扩大、语言发展逐渐出现有意注意，儿童注意稳定性较差，容易分散，注意的范围不大容易转移。5～6岁时能独立控制自己的注意。

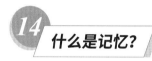

14 什么是记忆?

记忆是复杂的心理过程，包括识记（事物在大脑中暂时联系的形成）、保持（事物在大脑中留下痕迹）及回忆（联系的痕迹在大脑中的恢复）。

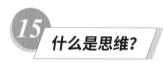

15 什么是思维?

思维是客观事物在人脑中概括的间接的反映，借助语言实现，是人类智力活动的核心。幼儿期思维特点是直觉行动思维，思维是在行动中进行的，不具有计划性和预见性。学龄前思维特点是具体形象思维，思维依赖事物具体形象和表象以及他们彼此联系进行。在学龄后期逐渐出现抽象概念思维，即对事物本质特征和联系的认识过程。

16 什么是情绪、情感?

情绪和情感是人对客观事物是否符合自身需要而产生的态度体验。情绪是与机体需要相联系的原始简单的情感。而情感是高级的复杂的与社会需要相联系。

新生儿就有最初的情绪反应，取决于需要满足和健康状况。婴幼儿情绪特点是短暂性、强烈性、易变性、真实性和外显性、反应不一致和容易冲动。随年龄增长，情绪趋向稳定，能有意识控制自己情绪，并发展出社会性情感如道德感、美感。

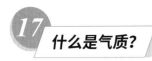

17 什么是气质？

气质是人生来就具有的明显而稳定的个性心理特征之一。儿童气质分为易养型、难养型、发动缓慢型、中间型。易养型和中间易养型占 70% ～ 80%。

儿童气质与遗传有关，表现的最早，变化的最小，且儿童气质并无好坏之分，任何气质都有积极和消极的两面。儿童气质对儿童良好个性的形成及身心健康发展有着不可忽视的作用，因此家长和教师要接受儿童气质特点，扬长避短，因材施教。

18 新生儿心理行为发育有哪些特点？

新生儿一出生就具备了感受各种内外刺激并作出相应行为表现的能力。新生儿有 6 种状态：深睡、浅睡、瞌睡、安静觉醒、活动觉醒和哭。

19 新生儿运动发育有哪些特点？

新生儿具备多种原始反射：觅食、吸吮、吞咽、握持、拥抱和眨眼反射，有些反射在数月后消退。此阶段所有活动都是全身性的。

20 新生儿感知觉发育有哪些特点？

从出生时就能对客体运动进行追视，对人脸特别感兴趣。新生儿生后第 1 日就对不同甜度的糖水吸吮强度不同，生后 6 日就能区分母亲的奶垫味道。新生儿对触觉也很敏感，他能利用触觉得到安慰。

21 婴儿期运动发育有哪些特点？

出生后1个月婴儿的颈部力量逐渐加强，3个月能控制头部和抬胸，5个月翻身，8～9个月双上肢爬行及独坐，12个月独站。

婴儿3个月时拳放松，4～5个月手掌尺侧握物，6～7个月桡侧一把抓，9～10个月拇指食指远端夹取物品。

22 婴儿期感知觉发育有哪些特点？

婴儿3～4个月时已能看清眼前和室内他处的人物，8～9个月时能区分不同的声音。婴幼儿味觉系统发达，4～5个月时对食物味道改变非常敏感。

23 婴儿期语言和认知发育有哪些特点？

婴儿期处于前语言阶段，2～4个月能模仿成人发单音节元音后渐渐加上辅音，5～9个月能发双音节和多音节，8～9个月开始出现姿势性语言，9～12个月能够模仿成人语音，语音能和某些特定事物联系起来，并发展出共同注意的能力。

4～6个月婴儿能理解因果关系，8～12个月已有"客体永存"的概念，即明白藏起来的东西并没真正消失。

24 婴儿期社会情绪发展有哪些特点？

情绪是婴幼儿适应生存的重要心理工具，是行为的激发者和驱动器。婴儿具备8～10种基本情绪。

婴儿期开始出现情绪的社会化，即情感依恋、分离焦虑和陌生人焦虑。情感依恋是婴儿情绪社会化的重要标志，6～7个月时形成，良好的依恋有助于培养儿童的信任感和积极的探索力；陌生人焦虑出现在6～8个月。

 25 幼儿期运动发育有哪些特点？

幼儿逐渐能够独走、单脚站立、跑、跳、倒退走、双脚交替上下楼。此阶段幼儿逐渐学会叠积木，从2块到9块；能正确握笔模仿画线条；能自己穿脱衣服、熟练使用餐具、完成日常生活活动。

 26 幼儿期感知觉发育有哪些特点？

幼儿18个月大时能区分一些形状，2岁时视力可达成人的0.3，并能区别一些颜色。幼儿对听力的分辨更精确，触觉也更敏感（软、硬、冷、热等）。

 27 幼儿期语言和认知发育有哪些特点？

幼儿期的语言发育进入早期语言阶段，从单音节发音逐渐发展为句子，3岁时已能简单叙述发生过的事。词汇的增加首先是名词，当词汇量到达100个时进入"词语爆炸期"，公认的时间在16～20个月。

幼儿能认识自己的身体器官和生活中物品，具备一定的空间关系，能分辨大小、多少，能识别几种颜色，理解因果关系并能应用工具。

 28 幼儿期社会情绪发展有哪些特点？

1岁后认知能力的提高使幼儿情绪反应更有情境针对性，社会情绪增多。2～3岁出现自我意识，称自己为"我"，是自我意识发展的重要标志，这个时期他们表现出对自主性的强烈要求，称为"第一反抗期"。2岁左右幼儿社会性游戏超过单独游戏，在游戏中和同伴发展交往，建立最初的友谊。

学龄前期运动发育有哪些特点？

3岁幼儿能独立上下楼，4岁能沿直线走，5岁能在宽大的平衡木上走及脚跟对脚尖走。3～4岁能使用一些工具性玩具，能描绘更复杂图形，4～5岁能剪纸、系鞋带及使用筷子。

学龄前期认知发育有哪些特点？

3～4岁阶段想象多为自由联想，内容贫乏；5岁儿童则以有意想象为主，内容更符合逻辑。该阶段儿童能以绘画作为象征性表达形式，对物体的形状、大小、质感等属性有感知，并有空间感及时间感。学龄前儿童初步形成观察事物能力，开始发现事物内部联系，喜欢问为什么。

学龄前期语言发育有哪些特点？

学龄前儿童语言出现复杂的形势，如介词、代词、连接词使用；能更熟练而清晰表达自己，能讲故事，能描述事情；能理解较长句子，理解物体功能和用途。

学龄前期社会情绪发展有哪些特点？

随着认知与语言发展，学龄前儿童3岁时能和小朋友一起玩简单游戏；4岁时能一起玩有想象力游戏；5岁时喜欢和朋友交往，能在游戏中创造并扮演很多角色。学龄前儿童的情绪控制能力迅速发展，3～4岁能用语言、动作方式控制自己情绪，但仍容易冲动发脾气；5岁时自我控制能力加强，会有意识抑制不合理愿望和行动。学龄前儿童开始意识到规则的存在，能对行为责任做出一定的道德判断。

学龄期认知发育有哪些特点？

学龄期是具体运算阶段。此阶段儿童的空间及时间知觉在 8 岁时可接近成人，对物体部分和整体的认识也不断完善。学龄儿童记忆迅速发展，以有意记忆理解记忆为主。

学龄期语言发育有哪些特点？

学校教育帮助儿童恰当灵活地使用语言，儿童学习与学业有关的新词。7 ～ 8 岁儿童使用抽象语言思考问题，12 岁以后基本达到成人水平。

学龄期情感和道德发育有哪些特点？

学龄期儿童情感内容不断丰富，并产生了高级情感如道德感、责任感、义务感、集体荣誉感、理智感等，情绪调控能力进一步增强，情绪趋于稳定。儿童能意识到不同的人对同一事件会有不同的反应，8 ～ 10 岁有一半的儿童会考虑他人感受和想法。

学龄期意志和行为发育有哪些特点？

意志是自觉克服困难，完成预期目的的心理过程。在 5 岁时开始产生，小学低年级阶段发展最迅速，需在活动中发展并给予科学引导。

青春期认知发育有哪些特点？

青少年抽象思维和逻辑推理能力增强，具有系统解决问题和演绎推理能力，注意集中性和稳定性接近成人。

青春期情感和道德发育有哪些特点?

青春期儿童涌现大量新需求,如渴望尊重和得到肯定,希望通过自己努力实现价值,但社会经验不足,容易冲动或失望,容易和父母学校发生观念和行为冲突,称为"第二反抗期"。青少年能逐渐建立人生观和价值观,道德标准建立除了受教育影响还很大程度参照同伴。

青春期个性和社会化发展有哪些特点?

青少年社会化发展表现在自我意识的发展、社交范围的发展和与异性的交往特点上。该阶段开始重新审视自己内在和外在的意义,更加重视他人尤其是同龄人对自己的看法。随着自身发育,青春期以后的青少年出现性意识,产生异性交往的渴求,出现朦胧的爱情念头。

什么是神经心理发育评价

对儿童感知、运动、语言和心理过程等各种能力及性格特点的检查统称心理测查。用来评价儿童生长发育过程中神经心理发育是否正常,以及偏离的程度;还可以用于各种原因所致的神经发育障碍的诊断和鉴别诊断并辅助评价疗效和判断预后。可分为筛查性量表和诊断性测验。筛查性量表简单、快速、经济,但只能大致筛查正常与否,异常者需要进一步做诊断性测验;诊断性测验内容复杂全面,测试结果较精确和客观。

常用的神经心理发育筛查方法有哪些?

丹佛发育筛查测验(Denver Development Screening Test, DDST):适用于 0 ~ 6

岁儿童发育筛查，分 4 个能区，个人社会、精细动作适应性、语言、粗动作。

图片词汇测验（Peabody Picture Vocabulary Test, PPVT）：适用于 3.5 ～ 9 岁，测试侧重于儿童语言理解能力。

瑞文测验（Combined Raven's Test, CRT）：适用于 5 ～ 75 岁，测验观察力和清晰思维能力。

早期语言发展量表（Early Language Milestone Scale, ELMS）：适用于 0 ～ 35 月龄，检测语言发育情况。

婴幼儿孤独症筛查量表（Checklist For Autism in Toddlers, CHAT）：适用于 16 ～ 33 个月，用于筛查孤独症。

阿成贝切儿童行为量表（Child Behavior Cheklist, CBCL）：适用于 4 ～ 16 岁，筛查儿童的社会能力和行为问题。

42 常用的神经心理发育诊断性测验有哪些？

贝利婴儿发育量表（Bayley Scales of Infant Development, BSID）：适用于 2 ～ 30 月龄，可以确定是否有发育迟缓及干预效果。

盖瑟尔发育量表（Gesell Developmental Scales, GDS）：适用于 1 ～ 36 月龄婴幼儿，可用于评价和诊断婴幼儿神经系统发育及功能成熟情况。

格里菲斯发育评估量表（Griffiths Developmental Scales）：适用于 0 ～ 8 岁儿童，是儿童发育评估诊断工具。

韦氏学前和小学儿童智能量表（Wechsler-Preschool and Primary Scale of Intelligence, WPPSI）：适用于 4 ～ 6 岁儿童，可用于智力评估及智力低下诊断。

韦克斯勒儿童智力量表（Wechsler Intelligence Scale for Children, WISC）：适用于 6 ～ 16 岁，用于智力评估及智力低下诊断。

Peabody 运动发育量表（Peabody Developmental Motor Scales 2, PDMS-2）：适用于 0 ～ 5 岁儿童，用于运动发育迟缓评价及脑瘫运动功能评价及康复效果评价。

儿童孤独症评定量表（Childhood Autism Rating Scale, CARS）：用于孤独症的诊断，

总分大于 30 分可诊断。

自闭症诊断观察量表（Autism Diagnostic Observation Scale，ADOS）：适用于孤独症的诊断。

Conners 儿童行为量表：适用于 3 ～ 17 岁儿童，主要用于评估儿童行为问题，特别是儿童注意缺陷多动障碍（Attention Deficit Hyperactivity Disorder，ADHD）。

（竺智伟）

第五节　儿科临床研究安全采血限量及相关问题

儿科临床试验中，采集儿童血样需要遵守哪些规定？

儿科临床研究方案设计应严格遵循风险、不适和痛苦最小化原则。研究者根据不同儿童的年龄和体重对采血量进行风险控制。伦理审查的重点围绕血样采集的次数和多少，以及采集过程中带来的痛苦和伤害。

儿科临床试验中，对采血量有什么要求吗？

人的总血流量（Total Blood Volume，TBV）与人的体重呈正相关。采血量主要受限于儿童的体重和健康状况，而非儿童的年龄。年龄可以作为采血量的参考，不同年龄的总血容量详见表 4-2。

表 4-2　总血容量范围

年龄	总血容量范围（mL/kg）
早产儿	90 ～ 105

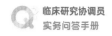
续表

年龄	总血容量范围（mL/kg）
足月新生儿	80 ~ 85
1 ~ 12 个月婴儿	75 ~ 80
1 ~ 3 岁儿童	70 ~ 80
年长儿童和青少年	65 ~ 80

儿童抽多少血是安全的呢？

世界卫生组织简报发布过一项对 18 岁以下儿童安全采血限量的调查研究——符合生理"最小风险"的儿科血液样本量上限为：24 小时内采血量占血液总量的 1% ~ 5%，8 周内采血量占总血液总量的 10%。目前，国际上比较公认的儿科研究允许的采血限量详见表 4-3。考虑到儿童健康状况的差异，血液抽取总体的要求为：

（1）如果受试者是近期未曾抽血或仅仅被抽取过少量的血液的健康儿童，最大采血量为总血量的 3%/ 天或 10%/ 月。

（2）如果受试者是患病儿童，或是因临床需要已经抽取过较多血样的，最大采血量为总血量的 2.5%/ 天或 5%/ 每月。在临床试验中，研究人员和伦理委员会需要关注用于临床和研究的总采样量，而不是单次采样量。

表 4-3　采血限量

体重（kg）	总血量（mL）	24 小时内允许的最大采血量 **		30 天内总采血量 **	
		2.5% 总血量（mL）	3% 总血量（mL）	5% 总血量（mL）	10% 总血量（mL）
1	100	2.5	3	5	10
2	200	5	6	10	20
3	240	6	7.2	12	24
4	320	8	9.6	16	32
5	400	10	12	20	40

续表

体重（kg）	总血量（mL）	24小时内允许的最人采血量**		30天内总采血量**	
		2.5%总血量（mL）	3%总血量（mL）	5%总血量（mL）	10%总血量（mL）
6	480	12	14.4	24	48
7	560	14	16.8	28	56
8	640	16	19.2	32	64
9	720	18	21.6	36	72
10	800	20	24	40	80
11 ~ 15	880 ~ 1200	22 ~ 30	26.4 ~ 36	44 ~ 60	88 ~ 120
16 ~ 20	1280 ~ 1600	32 ~ 40	38.4 ~ 48	64 ~ 80	128 ~ 160
21 ~ 25	1680 ~ 2000	42 ~ 50	50.4 ~ 60	64 ~ 100	168 ~ 200
26 ~ 30	2080 ~ 2400	52 ~ 60	62.4 ~ 72	104 ~ 120	208 ~ 240
31 ~ 35	2480 ~ 2800	62 ~ 70	74.4 ~ 84	124 ~ 140	248 ~ 280
36 ~ 40	2880 ~ 3200	72 ~ 80	86.4 ~ 96	144 ~ 160	288 ~ 320
41 ~ 45	3280 ~ 3600	82 ~ 90	98.4 ~ 108	164 ~ 180	328 ~ 3600
46 ~ 50	3680 ~ 4000	92 ~ 100	110.4 ~ 120	184 ~ 200	368 ~ 400
51 ~ 55	4080 ~ 4400	102 ~ 110	122.4 ~ 132	204 ~ 220	408 ~ 440
56 ~ 60	4480 ~ 4800	112 ~ 120	134.4 ~ 144	224 ~ 240	448 ~ 480
61 ~ 65	4880 ~ 5200	122 ~ 130	146.4 ~ 156	244 ~ 260	488 ~ 520
66 ~ 70	5280 ~ 5600	132 ~ 140	158.4 ~ 168	264 ~ 280	528 ~ 560
71 ~ 75	5680 ~ 6000	142 ~ 150	170.4 ~ 180	284 ~ 300	568 ~ 600
76 ~ 80	6080 ~ 6400	152 ~ 160	182.4 ~ 192	304 ~ 360	608 ~ 640
81 ~ 85	6480 ~ 6800	162 ~ 170	194.4 ~ 204	324 ~ 340	648 ~ 680
86 ~ 90	6880 ~ 7200	172 ~ 180	206.4 ~ 216	344 ~ 360	688 ~ 720
91 ~ 95	7280 ~ 7600	182 ~ 190	218.4 ~ 228	364 ~ 380	728 ~ 760
96 ~ 100	7680 ~ 8000	192 ~ 200	230.4 ~ 240	384 ~ 400	768 ~ 800

注：** 总血量指临床和研究过程抽取血量的总和。

被抽血者的血红蛋白（Hb）值不应低于 7.0g/dL，呼吸或循环障碍者的 Hb 值不应低于 9.0 ~ 10.0g/dL。

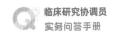
 儿科采血有哪些需要特别注意的问题?

（1）超限量采血需要进行个体评估。如果研究方案中要求的抽血总量超过最大限量标准，研究者需提供详细的理由以及拟采取的保护措施，防止受试者暴露在不合理的风险中。

（2）防范单次大量抽血副作用。从儿童体内抽取大量血液时应考虑昏厥等风险因素，必要时可增加额外的血液回输。

（3）提前备血。接受大量抽血的受试者，以及正在接受输血或将要接受输血治疗的患者可能需要较大量的血液回输。

（4）可接受的采血量因研究人群不同而存在差异。对于受试者没有直接受益的研究，为保护受试者的健康状况不受到影响，采血量不应超过抽血限量。此类项目如需抽取大量血液可能会不被接受，需要按照相关规定进行进一步的伦理审查后才能决定是否同意进行。

（5）研究者应结合主治医师的意见，综合考虑患者的身体状况，在某些情况下可限制抽血量，例如患者出现贫血、低心输出量、肺功能障碍、造血功能障碍等疾病状态。

（6）关注血液相关疾病。对一个患病儿童进行抽血量评估时，需注意抽血可能加重疾病对血红蛋白的影响。应特别注意观察患有能耗尽血容量或血红蛋白，或是阻碍血容量或血红蛋白产生的疾病。针对这类患者的采血量，研究者和主管医师应进行商讨，并在过程中持续关注受试儿童的健康状况。主管医师具有限制研究用血的最终权利。

（7）准备辅助剂。儿童参与需大量抽血的研究时，可以考虑补充铁剂，辅助血红蛋白的生成。

 如何减轻儿童采血时的不适?

（1）减少采集次数：如尽可能同时采集常规检查和临床试验检查的血液样本。

（2）减少穿刺次数：如取血液样本时使用留置针。

（3）降低采血痛苦：如放置静脉导管时使用局部麻醉剂。

（4）提高操作者技能：纳入具有熟练操作技能的研究者进行操作。

（5）营造良好采血环境：可在采血室周围配置与受试者年龄相适应的娱乐场地、游戏设备以及食品；尽量在患者熟悉的环境中采血，例如受试者经常去的医院或诊所。

（倪韶青　寿心怡）

第六节　儿童医疗辅导

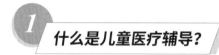

1 什么是儿童医疗辅导？

儿童医疗辅导（Child Life）服务是一项为就医的婴儿、儿童、青少年和家庭提供与年龄相适应的医疗理解、心理准备、应对技巧和心理社会支持的专业服务。目的是减少患儿在医疗程序中的恐惧、焦虑和心理创伤，增加对压力性事件的应对和调节能力，以及帮助家长与手足等家庭成员及照顾者有效应对相关疾病和医疗状况。Child Life 服务在国外由儿童医疗辅导师（Certified Child Life Specialist，CCLS）来提供，在国内主要是由经过相关理论和实践课程培训的专科护士来执行。

2 临床试验中为什么需要提供 Child Life 服务？

临床试验的系统研究涉及到药物的使用、血液的采集、知情同意的告知、试验者的依从性等问题。患儿很可能会在前两项研究活动中出现害怕、疼痛、恐惧甚至拒绝合作的情况。Child Life 服务的介入可以降低患儿对这些压力性操作的焦虑、恐惧和疼痛程度，增加患儿父母的满意度，提高患儿及家庭对临床试验的依从性，从而帮助试验开展。

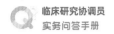

 如何在临床试验中提供 Child Life 服务?

（1）设计适合儿童的试验环境。例如：在候诊室或会谈室里放上家具和玩具，改善陌生环境给患儿带来的压力体验；为墙壁、椅子、制服等选择柔和的颜色，尽量避免会让患儿感到不舒适的颜色（如白色），可以选择蓝色、粉色、绿色或黄色等可对患儿产生镇静作用的柔和颜色；治疗室、会谈室可采用大海的蓝色、果园的黄色、葡萄的紫色、花儿的红色等，构建一个色彩缤纷的环境（图 4-1）。

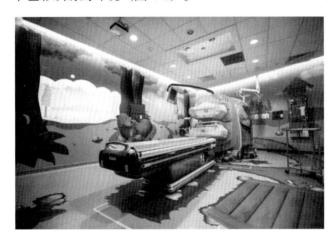

图 4-1　儿童友好环境（彩插 8）

（2）尊重患儿。在与家长交谈前，先用适合儿童的语言，开放式的问题与患儿打招呼，使其感到舒适、放松和被理解。根据患儿所接触到的医疗操作程序如静脉置管或静脉采血等提供相应的 Child Life 服务，即提前为患儿做好心理准备，在操作程序中提供压力应对技巧如注意力分散技术和舒适姿势，以降低患儿疼痛体验，同时为患儿提供情绪上的支持。在提供这些服务时需鼓励父母参与其中，共同促进患儿对压力的应对，提高其合作性。

 什么是心理准备?

心理准备是儿童医疗辅导师在患儿住院、手术或其他应激事件发生前用来减轻患儿压力的一种技术，目标是通过提供感官和程序信息来提高患儿对即将经历事件的可预测性，允许患儿情感表达和识别其压力源，并为患儿提供可促进识别和演练应对策略的机会。如静脉置管前通过角色扮演来提供的心理准备（图 4-2）。

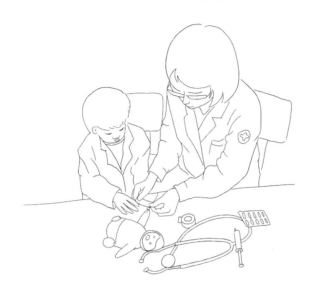

图 4-2　静脉注射前的心理准备（角色扮演）

心理准备有助于患儿熟悉医疗设备和医疗程序，降低焦虑。每个医疗程序的心理准备都是量身定制的，根据患儿年龄、性格特点和以往的医疗经历采用不同的语言和方式，如：

（1）0～2 岁的患儿以熟悉器械，与工作人员建立信任关系为主。

（2）2～7 岁的患儿以角色扮演、讲故事为主。

（3）7 岁以上患儿以实物模拟为主，教育方式有 PPT，照片，视频等。

（4）根据患儿认知水平和理解能力尽量提供"5W1H"的信息：What——即将面临什么事情？（事件）；Why——为什么要做这件事？（目的）；Who——由谁来做？谁可以陪伴？（人员）；When——什么时候做？大概需要多长时间（时间）；Where——在什么地方做？（地点）；How——怎样做？陪伴者可以提供怎么样的帮助？（方法）。

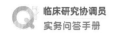
5 注意力分散技术有哪些?

注意力分散技术即分心技术,指为了转移患儿不安情绪而进行的活动。例如,用一些东西让患儿的手、眼睛、耳朵和大脑保持忙碌,或者引导其使用平静的呼吸来减缓心率和减少焦虑,如:

(1)对婴儿可使用发光魔杖、轻声说话或唱儿歌、轻轻按摩、吸吮奶嘴等方式来分散其注意力。

(2)对幼儿可采用讲故事、玩玩具、吹泡泡、给他们一份工作或任务等方式。

(3)对学龄前患儿可采用吹泡泡、看视频、阅读书籍、讲故事、数数字、唱歌或玩游戏等方式。

(4)对6岁及以上的患儿,可使用深呼吸、看视频、听音乐、阅读书籍、挤压力球、谈论一个爱好或事件、玩游戏等方式来转移注意力(图4-3)。

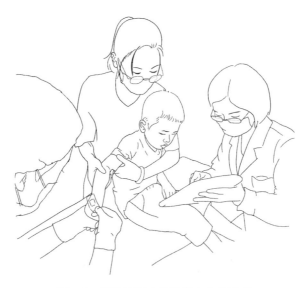

图4-3 静脉穿刺中的注意力分散技术

6 舒适姿势有哪些？

舒适姿势是指在医疗程序过程中让患儿感到安全和舒适，使其保持安静的拥抱式肢体约束姿势。舒适姿势有助于减轻患儿焦虑，增加安全感，改善医疗体验。不同的操作程序需要不同类型的舒适姿势。婴儿只有在直立位靠近父母时才有安全感，如果让婴儿平躺在治疗床上接受医疗程序，将会增加其压力、恐惧和痛苦的情绪。

（1）4个月以上的患儿，手或手臂的操作时，比如静脉置管、采血、注射等，可采用背对胸姿势或胸对胸姿势。使用背对胸姿势时患儿坐在膝盖上，背对着照顾者，手臂放在治疗台面上或照顾者手中，必要时照顾者可用双腿约束患儿的活动（图4-4）。

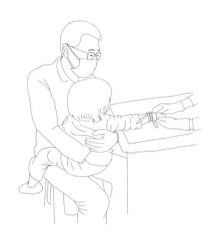

图 4-4　胸对胸姿势

（2）大于6个月的婴儿实施操作时：最好使其坐在照顾者腿上或操作台上，使得照顾者能够用双手约束患儿活动；照顾者胸对着患儿背部或者侧面环抱患儿，患儿可选择看或不看操作过程 (图 4-5)。使用胸对胸姿势时，患儿面朝照顾者坐在其腿上，腿可顺势绕于照顾者腰上，胳膊可以在照顾者的胳膊下面或上面，头可转向或转离操作肢体。

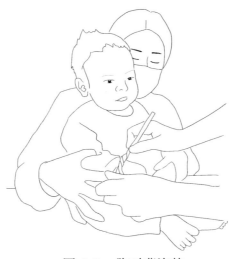

图 4-5　胸对背姿势

（3）操作位于婴儿腿部时，侧膝坐是最好的姿势。患儿侧坐在照顾者的膝盖上，照顾者用手臂固定患儿的手臂，用腿固定患儿的腿（图 4-6）。

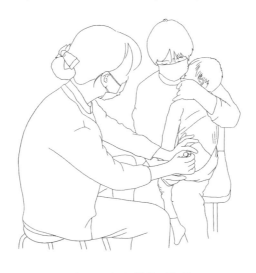

图 4-6　腿部操作时姿势

（4）对于有一定自我控制能力的学龄儿童，在实施操作时可以自愿选择舒服的姿势。

7 如何改善患儿在医疗操作程序中的急性疼痛体验?

（1）了解操作信息：最简单和最有效的方法是在医疗操作程序之前让患儿尽可能多地了解操作相关信息，减少未知导致的焦虑，避免高度焦虑导致更多的疼痛。

（2）分心术：在医疗操作过程中施用分心技术，将患儿的注意力从疼痛转移到其他感兴趣的事情上。

（3）热敷：可以采用热敷来缓解肌肉痉挛以减轻疼痛。

（4）震动器：利用震动器来麻痹皮肤对疼痛的感受（穿刺前在穿刺点处震动5分钟以上）或转移患儿的感受部位（穿刺时震动操作点上方的皮肤）（图4-7）。

（5）音乐：利用音乐来改善情绪和刺激患儿身体释放内啡肽来帮助减轻疼痛。

（6）治疗性游戏：医疗操作结束后，通过治疗性游戏互动让患儿及时抒发消极感受，有助于患儿大脑对疼痛体验的信息处理，促进患儿消极体验向积极化转变，改善再次经历时的急性疼痛感受。

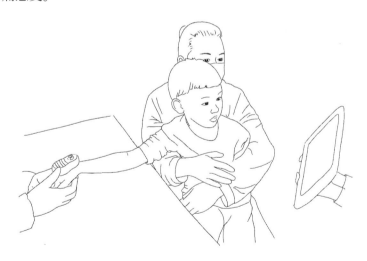

图 4-7　震动器体验

（7）哺乳：对于足月的哺乳期婴儿，在疼痛性操作前 1～2 分钟开始给予哺乳直到操作结束，可明显减轻婴儿的疼痛。哺乳姿势因人而异，只要方便操作，婴儿能自行协调吸吮、吞咽和呼吸动作即可。若无法哺乳，有时提供安慰奶嘴，吸吮糖液也可起到减轻疼痛的效果。

8 如何为患儿和家庭提供情绪支持？

门诊就医或住院治疗对儿童来说是个挑战，它涉及到隐私和独立性的丧失、日常生活的中断以及与照顾者的分离等，即使是能力很强、心理建设很好的孩子，这些因素也会成为压力源。就医压力会以不同的方式影响患儿和家庭，患儿可能表现为粘人、爱发脾气、伤心、喜怒无常或孤僻，家长可能会感到焦虑、易怒、悲伤和"高度警惕"。为患儿和家庭提供情绪支持的方法有：

（1）充分沟通了解患儿和家长的压力源，让患儿和家属了解自己的压力来源，认识到有压力是正常的，并设法使其掌握一些管理自己压力的方法。

（2）通过提供 Child Life 服务，如心理准备、各种游戏、程序支持等帮助患儿缓解焦虑，减少痛苦，应对压力，纠正他们对住院治疗过程的任何误解，为其可能有的负面情绪提供专业的支持。

（3）为患儿营造一个安全、平等、尊重的氛围，给他们无条件的尊重、关注和反馈，同时积极鼓励患儿家长参与整个服务过程，强调亲子陪伴在提高患儿应对压力的能力和促进患儿心理健康中的重要性。

（吴小花　寿心怡）

参考文献

[1] 桂永浩，薛辛东．儿科学 [M]．北京：人民卫生出版社，2016: 30-35.

[2] 陈荣华，赵正言，刘湘云．儿童保健学 [M]．南京：江苏凤凰科学技术出版社，2017: 9-19.

[3] 向伟，胡燕．中国儿童体格生长评价建议 [J]．中华儿科杂志，2015,53(12): 887-892.

[4] 李辉，季成叶，宗心南，等．中国 0-18 岁儿童青少年身高、体重的标准化生长曲线 [J]．中华儿科杂志，

2009, 47(07): 487-492.

[5] 蒋竞雄, 王燕, 连光利. 儿童体格生长评价及身高保健办法 [J]. 中国儿童保健杂志, 2012, 20(11): 963-965.

[6] 李幼穗. 儿童发展心理学 [M]. 天津: 天津科教翻译出版公司, 1998: 174-178.

[7] 许政援, 沈家鲜, 吕静, 等. 儿童发展心理学 [M]. 长春: 吉林教育出版社, 2002: 97-118.

[8] 劳拉贝克. 儿童发展 [M]. 南京: 江苏教育出版社, 2007: 573-582.

[9] 尹文刚. 神经心理学 [M]. 北京: 科教出版社, 2007: 25-38.

[10] 黎海芪, 毛萌. 儿童保健学 [M]. 北京: 人民卫生出版社, 2009: 72-77.

[11] P Grandjean, PJ Landrigan. Developmental neurotoxicity of industrial chemicals[J]. The Lancet, 2006, 368: 2173-2175. DOI: 10.1016/S0140-6736(06)69665-7.

[12] Carey WB, Corcker AC, Coleman WL, et al. Developmental-behavioral Pediatrics[M]. Philadelphia: Elsevier, 2009.

[13] Lissauer T, Clayden G. Illustrated textbook of paediatrics[M]. Edinburgh: Elsevier, 2009: 21-37.

[14] Howie S R. Blood sample volumes in child health research: review of safe limits[J]. Bulletin of the World Health Organization, 2011,89(1): 46-53. DOI: 10.2471/BLT.10.080010.

[15] Lij N S. Maximum Blood Draw Limits[EB/OL]. (2014-11-24)[2021-10-1]. http://www.feinsteininstitute.org/wp-content/uploads/2013/02/Maximum-Blood-Draws_11.24.14_FINAL.pdf.

[16] ICH E11. Clinical investigation of medicinal products in the pediatric population[EB/OL]. (2000-07-20)[2016-8-4].http://www.ich.org/products/guidelines/efficacy/efficacy-single/article/clinical-investigation-of-medicinal-products-in-the-pediatric-population.html.

[17] 倪韶青, 寿心怡, 李春梅, 等. 儿科临床研究安全采血限量及相关问题 [J]. 临床儿科杂志, 2017, 35(9): 718-720.

[18] Fang MC, Hsiao HJ, Tseng CY, et al. The Development of child life services and the child life services model in Taiwan[J]. Hu li za zhi The journal of nursing, 2020, 67(2): 91-98. DOI: 10.6224/JN.202004_67(2).12.

[19] Committee on Hospital Care and Child Life Council. Child life services[J]. Pediatrics. 2014, 133(5): e1471-1478. DOI: 10.1542/peds.2014-0556.

[20] 俞君, 陈朔晖, 吴小花, 等. Child Life 人性化服务的研究进展 [J]. 护理与康复, 2018, 17(12): 22-24.

[21] 杨芹. 美国儿童医院人文关怀组织 Child Life 介绍 [J]. 护理学杂志, 2017, 32(9): 87-89.

临床研究协调员
实务问答手册

［22］ Kia B , Kelsey M . Transforming the pediatric experience: the story of child life[J]. Pediatric Annals, 2017, 46(9): e345-351. DOI: 10.3928/19382359-20170810-01.

［23］ Bethell C D, Solloway M R, Guinosso S, et al. Prioritizing possibilities for child and family health: an agenda to address adverse childhood experiences and foster the social and emotional roots of well-being in pediatrics[J]. Acad Pediatr, 2017, 17(7S): S36-S50.DOI: 10.1016/j.acap.2017.06.002.

第五章

其他

第一节 临床试验的重要法规

我国药物临床试验有哪些重要的法规？

药物临床试验管理现行主要法律法规包括：

（1）《药品注册现场核查管理规定》（2008）。

（2）《药物临床试验数据现场核查要点》（2015）。

（3）《临床试验管理规范指导原则》（ICH-GCP，2016）。

（4）《中华人民共和国疫苗管理法》（2019）。

（5）《中华人民共和国药品管理法》（2019）。

（6）《药物临床试验机构管理规定》（2019）。

（7）《中华人民共和国人类遗传资源管理条例》（2019）。

（8）《药品注册管理办法》（2020）。

（9）《药物临床试验质量管理规范》（2020）。

（10）《中华人民共和国生物安全法》（2021）。

伦理审查相关的重要法规有哪些？

（1）《赫尔辛基宣言》（2013）。

（2）《涉及人的生物医学研究伦理审查办法》（2016）。

（3）《药物临床试验伦理审查工作指导原则》（2010）。

（4）《中医药临床研究伦理审查管理规范》（2010）。

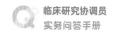

3 我国有哪些重要的药物临床试验技术指导原则?

药物临床试验技术指导原则包括:

(1)《健康成年志愿者首次临床试验药物最大推荐起始剂量的估算指导原则》(2012)。

(2)《肾功能损害患者的药代动力学研究技术指导原则》(2012)。

(3)《肝功能损害患者的药代动力学研究技术指导原则》(2012)。

(4)《药物相互作用研究指导原则》(2012)。

(5)《抗肿瘤药物临床试验技术指导原则》(2012)。

(6)《抗肿瘤药物临床试验终点技术指导原则》(2012)。

(7)《已上市抗肿瘤药物增加新适应证技术指导原则》(2012)。

(8)《抗肿瘤药物上市申请临床数据收集技术指导原则》(2012)。

(9)《治疗脂代谢紊乱药物临床研究指导原则》(2012)。

(10)《癫痫治疗药物临床研究试验的技术指导原则》(2012)。

(11)《单纯性和复杂性皮肤及软组织感染抗菌药物临床试验指导原则》(2012)。

(12)《抗菌药物非劣效临床试验设计技术指导原则》(2012)。

(13)《预防和／或治疗流感药物临床研究指导原则》(2012)。

(14)《治疗糖尿病药物及生物制品临床试验指导原则》(2012)。

(15)《治疗 2 型糖尿病新药的心血管风险评价指导原则》(2012)。

(16)《抗菌药物临床试验技术指导原则》(2015)。

(17)《细胞治疗产品研究与评价技术指导原则(试行)》(2017)。

(18)《抗肺结核药物临床试验技术指导原则》(2017)。

(19)《抗菌药物药代动力学／药效学研究技术指导原则》(2017)。

(20)《急性心力衰竭治疗药物临床试验技术指导原则》(2018)。

(21)《双相障碍治疗药物的临床试验技术指导原则》(2018)。

(22)《抗抑郁药的药物临床试验技术指导原则》(2018)。

(23)《抗精神病药物的临床试验技术指导原则》(2018)。

（24）《慢性乙型肝炎抗病毒治疗药物临床试验技术指导原则》（2018）。

（25）《急性缺血性脑卒中治疗药物临床试验技术指导原则》（2018）。

（26）《膀胱过度活动症药物临床试验指导原则》（2018）。

（27）《真实世界证据支持药物研发与审评的指导原则》（2020）。

（28）《药物临床试验必备文件保存指导原则》（2020）。

（29）《药物临床试验非劣效设计指导原则》（2020）。

（30）《急性细菌性皮肤及皮肤结构感染抗菌药物临床试验技术指导原则》（2020）。

（31）《社区获得性细菌性肺炎抗菌药物临床试验技术指导原则》（2020）。

（32）《年龄相关性黄斑变性治疗药物临床研究技术指导原则》（2020）。

（33）《药品附条件批准上市技术指导原则（试行）》（2020）。

（34）《晚期肝细胞癌临床试验终点技术指导原则》（2020）。

（35）《药物临床试验富集策略与设计指导原则（试行）》（2020）。

（36）《抗肿瘤药物临床试验统计学设计指导原则（试行）》（2020）。

（37）《群体药代动力学研究技术指导原则》（2020）。

（38）《药物临床试验亚组分析指导原则（试行）》（2020）。

（39）《药物临床试验协变量校正指导原则》（2020）。

（40）《药物临床试验多重性问题指导原则（试行）》（2020）。

（41）《化学药品改良型新药临床试验技术指导原则》（2020）。

（42）《单纯性尿路感染抗菌药物临床试验技术指导原则》（2020）。

（43）《治疗脂代谢紊乱药物临床试验技术指导原则》（2020）。

（44）《药物临床试验适应性设计指导原则（试行）》（2021）。

（45）《流行性感冒治疗和预防药物临床试验技术指导原则》（2021）。

（46）《治疗性蛋白药物临床药代动力学研究技术指导原则》（2021）。

（47）《复杂性腹腔感染抗菌药物临床试验技术指导原则》（2021）。

（48）《溶瘤病毒类药物临床试验设计指导原则（试行）》（2021）。

（49）《免疫细胞治疗产品临床试验技术指导原则（试行）》（2021）。

（50）《静注人免疫球蛋白治疗原发免疫性血小板减少症临床试验技术指导原则（试

行）》（2021）。

（51）《已上市化学药品和生物制品临床变更技术指导原则》（2021）。

（52）《创新药（化学药）临床试验期间药学变更技术指导原则（试行）》（2021）。

（53）《药物免疫原性研究技术指导原则》（2021）。

（54）《用于产生真实世界证据的真实世界数据指导原则（试行）》（2021）。

4 我国中药临床试验技术指导原则有哪些？

中药临床试验技术指导原则包括：

（1）《中药、天然药物申请临床研究的医学理论及文献资料撰写原则》（2007）。

（2）《中药、天然药物临床试验报告的撰写原则》（2007）。

（3）《中药、天然药物治疗女性更年期综合征临床研究技术指导原则》（2011）。

（4）《中药、天然药物治疗冠心病心绞痛临床研究技术指导原则》（2011）。

（5）《中药新药治疗恶性肿瘤临床研究指导原则（征求意见稿）》（2015）。

（6）《中药新药临床研究一般原则》（2015）。

（7）《中药新药治疗原发性骨质疏松症临床研究技术指导原则》（2015）。

（8）《中药新药治疗中风临床研究技术指导原则》（2015）。

（9）《中药新药治疗流行性感冒临床试验指导原则》（2016）。

（10）《中药新药用于肠易激综合征临床研究技术指导原则》（2017）。

（11）《中药新药用于功能性消化不良临床研究技术指导原则》（2017）。

（12）《中药新药用于咳嗽变异性哮喘临床研究技术指导原则》（2017）。

（13）《中药新药用于类风湿关节炎临床研究技术指导原则》（2017）。

（14）《中药新药用于慢性心力衰竭临床研究技术指导原则》（2017）。

（15）《中成药通用名称命名技术指导原则》（2017）。

（16）《中药新药用于痴呆的临床研究技术指导原则》（2017）。

（17）《中药药源性肝损伤临床评价指导原则》（2018）。

（18）《古代经典名方中药复方制剂简化注册审批管理规定》（2018）。

（19）《症候类中药新药临床研究技术指导原则》（2018）。

（20）《中药新药研究各阶段药学研究技术指导原则（试行）》（2020）。

（21）《中药均一化研究技术指导原则（试行）》（2020）。

（22）《中药新药质量研究技术指导原则（试行）》（2021）。

（23）《已上市中药药学变更研究技术指导原则（试行）》（2021）。

 我国关于临床试验数据的指导原则有哪些？

临床试验数据的指导原则包括：

（1）《国家食品药品监督管理总局关于发布药物临床试验数据现场核查要点的公告》（2015）。

（2）《药物临床试验数据管理与统计分析的计划和报告指导原则》（2016）。

（3）《临床试验的电子数据采集技术指导原则》（2016）。

（4）《临床试验数据管理工作技术指南》（2016）。

（5）《药物临床试验的生物统计学指导原则》（2016）。

（6）《药物临床试验的一般考虑指导原则》（2017）。

（7）《接受药品境外临床试验数据的技术指导原则》（2018）。

（8）《药物临床试验数据递交指导原则（试行）》（2020）。

（9）《药物临床试验数据监查委员会指导原则（试行）》（2020）。

 我国关于仿制药的指导原则有哪些？

仿制药的指导原则包括：

（1）《化学药生物等效性试验实行备案管理的公告》（2015）。

（2）《人体生物等效性试验豁免指导原则》（2016）。

（3）《普通口服固体制剂参比制剂选择和确定指导原则》（2016）。

（4）《普通口服固体制剂溶出曲线测定与比较指导原则》（2016）。

（5）《以药动学参数为终点评价指标的化学药物仿制药人体生物等效性研究技术指导原则》（2016）。

（6）《国务院办公厅关于开展仿制药质量和疗效一致性评价的意见》（2016）。

（7）《总局仿制药质量和疗效一致性评价品种分类指导意见的通告》（2017年第49号）。

（8）《仿制药质量和疗效一致性评价研制现场核查指导原则》（2017年第77号）。

（9）《仿制药质量和疗效一致性评价生产现场检查指导原则》（2017年第77号）。

（10）《仿制药质量和疗效一致性评价临床试验数据核查指导原则》（2017年第77号）。

（11）《仿制药质量和疗效一致性评价有因检查指导原则》（2017年第77号）。

（12）《总局关于仿制药质量和疗效一致性评价工作有关事项的公告》（2017年第100号）。

（13）《仿制药质量和疗效一致性评价工作中改规格药品（口服固体制剂）评价一般考虑》（2017）。

（14）《仿制药质量和疗效一致性评价工作中改剂型药品（口服固体制剂）评价一般考虑》（2017）。

（15）《仿制药质量和疗效一致性评价工作中改盐基药品评价一般考虑》（2017）。

（16）《仿制药质量和疗效一致性评价受理审查指南（需一致性评价品种）》（2017）。

（17）《仿制药质量和疗效一致性评价受理审查指南（境内共线生产并在欧美日上市品种）》（2017）。

（18）《高变异药物生物等效性研究技术指导原则》（2018）。

（19）《生物等效性研究的统计学指导原则》（2018）。

（20）《化学仿制药参比制剂遴选与确定程序》（2019）。

（21）《化学仿制药口服片剂功能性刻痕设计和研究技术指导原则（试行）》（2020）。

（22）《经口吸入制剂仿制药生物等效性研究指导原则》（2020）。

（23）《生物类似药相似性评价和适应证外推技术指导原则》（2021）。

（24）《皮肤外用化学仿制药研究技术指导原则（试行）》（2021）。

7 **我国儿科临床试验相关指导原则有哪些？**

我国儿科临床试验相关指导原则主要包括：

（1）《儿科人群药代动力学研究技术指导原则》（2014）。

（2）《儿科人群药物临床试验技术指导原则》（2016）。

（3）《成人用药数据外推至儿科人群的技术指导原则》（2017）。

（4）《儿童用药（化学药品）药学开发指导原则（试行）》的通告（2020 年第 67 号）。

（5）《儿科用药临床药理学研究技术指导原则》的通告（2020 年第 70 号）。

（6）《真实世界研究支持儿童药物研发与审评的技术指导原则（试行）》的通告》（2020 年第 22 号）。

8 **我国其他主要临床试验相关指导原则？**

我国其他临床试验相关指导原则主要包括：

（1）《药物Ⅰ期临床试验管理指导原则（试行）》（2011）。

（2）《药物临床试验生物样本分析实验室管理指南（试行）》（2011）。

（3）《国际多中心药物临床试验指南（试行）》（2015）。

（4）《生物类似药研发与评价技术指导原则（试行）》（2015）。

（5）《药品注册受理审查指南（试行）》（2017）。

（6）《药物临床试验的一般考虑指导原则征求意见》（2017）。

（7）《药品注册审评一般性技术问题咨询管理规范》（2018）。

（8）《创新药（化学药）Ⅲ期临床试验药学研究信息指南》（2018）。

（9）《新药Ⅱ期临床试验申请技术指南》（2018）。

（10）《预防用疫苗临床可比性研究技术指导原则》（2019）。

（11）《非酒精性脂肪性肝炎治疗药物临床试验指导原则（试行）》（2019）。

（12）《晚期非小细胞肺癌临床试验终点技术指导原则》（2019）。

(13)《重组人凝血因子Ⅷ临床试验技术指导原则和重用人凝血因子 Ⅸ 临床试验技术指导原则》（2019）。

(14)《预防用疫苗临床试验不良事件分级标准指导原则》（2019）。

9 *ICH-E* 系列三级指导原则包含哪些？

我国适用的15个ICH-E系列三级指导原则（国家药品监督管理局2019年第8号公告）见表5-1：

表 5-1　ICH-E 系列三级指导原则

序号	ICH 编号	中文名称
1	E1	人群暴露程度：评估非危及生命性疾病长期治疗药物的临床安全性
2	E2E	药物警戒计划
3	E2F 及示例	研发期间安全性更新报告及示例
4	E3 及问答（R1）	临床研究报告的结构与内容及问答
5	E4	药品注册所需的量效关系信息
6	E5（R1）及问答（R1）	接受国外临床试验数据的种族因素及问答
7	E7 及问答	特殊人群的研究：老年医学及问答
8	E8	临床试验的一般考虑
9	E9	临床试验的统计学原则
10	E10	临床试验中对照组的选择和相关问题
11	EI1（R1）	用于儿科人群的医学产品的药物临床研究
12	E12A	抗高血压新药临床评价原则
13	E15	基因组生物标志物、药物基因组学、遗传药理学、基因组数据和样本编码分类的定义
14	E16	药物或生物技术产品开发相关的生物标志物：资格认定申请的背景资料、结构和格式
15	E17	多区域临床试验计划与设计的一般原则

（彭诗荣）

第二节　临床试验常用行业网站及用途

1 **国家药品监督管理局**

网址为 https: //www.nmpa.gov.cn。

用途：检索或查看国家药品监督管理局发布的临床试验相关法律行政法规。

2 **国家药品监督管理局药品审评中心**

网址为 http: //www.cde.org.cn。用途见以下 3 点：

（1）法规及指导原则查询。国际人用药品注册技术协调会指导原则，其相关的英文原版和大部分中文翻译，都可以下载。

（2）药物临床试验登记与信息公式平台，临床试验项目查询。公示信息包含了试验目的、主要入排、参加机构、试验状态等信息。凡获国家食品药品监督管理总局临床试验批件并在我国进行临床试验（含生物等效性试验、PK 试验、Ⅰ、Ⅱ、Ⅲ、Ⅳ期试验等）的，均应在本平台进行登记与信息公示。

（3）临床试验审批由批准制改为默示许可后，国家药品监督管理局药品审评中心增加了临床试验默示许可公示。

3 **国家药品监督管理局食品药品审查核验中心 / 国家疫苗检查中心**

网址为 https: //www.cfdi.org.cn. 用途见以下 2 点：

（1）关于临床试验数据核查，推荐大家看临床试验现场检查的问题回复。对现场检查有疑问的地方也可以在网站咨询。

（2）对现场检查通知及公告感兴趣的小伙伴也可以按网站导航自行查询。

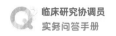

4 人类遗传资源采集、收集、买卖、出口、出境审批

网址为 http: //www.most.gov.cn/bszn/new/rlyc/cjwt。

用途：人类遗传资源管理的适用范围、办理要求、结果公示等。关于遗传办的信息这里基本都可以查到，查询不到的信息可以按照网站的联系方式咨询。

5 国家药品监督管理局高级研修学院

官方网址为 http: //www.nmpaied.org.cn；或者在专业技术人员培训网 http: //www.cfdaied.com/cms/ 查看。

用途：国家药品监督管理局组织关于药物和器械《药物临床试验质量管理规范》培训等各类培训信息查看及报名。注意：要做好用户名及密码的管理。

6 药物临床试验机构备案信息查询

（1）方法一：进入国家药品监督管理部门网站"https: //www.nmpa.gov.cn/"主页面往下找到"政务服务门户 - 在线服务"，双击"在线服务后"进入网站链接二的界面。

（2）方法二：直接输入网址"https: //www.nmpa.gov.cn/zwfw/zwfwzxfw/zxfwzxsb/index.html"，选择相应的系统，双击"药物和医疗器械临床试验机构备案管理信息系统"进入网站。

（3）方法三：登入网址"https: //beian.cfdi.org.cn/CTMDS/apps/pub/public.jsp"点击所需的平台；双击所需的备案管理系统后进入。

（4）方法四：登入网址"https: //beian.cfdi.org.cn/CTMDS/apps/pub/drugPublic.jsp"点击所查药物临床试验机构登记备案的信息（含备案专业及主要研究者名称）以及药品监督管理部门和卫生健康主管部门监督检查的信息。

（李春梅）

第六章

附 录

附录1 药物临床试验常用术语及其定义

1 什么是临床研究协调员？

临床研究协调员（Clinical Research Coordinator，CRC）是指经主要研究者授权在临床试验中协助研究者进行非医学性判断的相关事务性工作，是临床试验的参与者、协调者。

2 什么是临床试验？

临床试验（Clinical Trial/Study），指以人体（患者或健康受试者）为对象的试验，意在发现或验证某种试验药物的临床医学、药理学以及其他药效学作用、不良反应，或者试验药物的吸收、分布、代谢和排泄，以确定药物的疗效与安全性的系统性试验。

3 什么是临床试验的依从性？

临床试验的依从性（Compliance），指临床试验参与各方遵守与临床试验有关要求、本规范和相关法律法规。

4 什么是非临床研究？

非临床研究（Non-clinical Study），指不在人体上进行的生物医学研究。

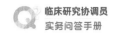

5 什么是独立的数据监查委员会?

独立的数据监查委员会,又称数据和安全监查委员会、监查委员会、数据监查委员会(Independent Data Monitoring Committee,IDMC),指由申办者设立的独立的数据监查委员会,定期对临床试验的进展、安全性数据和重要的有效性终点进行评估,并向申办者建议是否继续、调整或者停止试验。

6 什么是伦理委员会?

伦理委员会(Ethics Committee,EC),指由医学、药学及其他背景人员组成的委员会,其职责是通过独立地审查、同意、跟踪审查试验方案及相关文件、获得和记录受试者知情同意所用的方法和材料等,确保受试者的权益、安全受到保护。在工作中大家可能会遇到,独立的伦理委员会(Independent Ethics Committee,IEC)、机构伦理委员会(Institutional Review Board,IRB)的表述,IRB、IEC的主要职责是保护受试者的权益、安全和健康。IRB和IEC基本上是同一个概念,只是用词上不同。总的来说,IRB是北美部分国家的说法,IEC是欧洲和其他国家的说法。由于FDA的影响力,IRB在使用上更广义。

7 什么是研究者?

研究者(Investigator),指实施临床试验并对临床试验质量及受试者权益和安全负责的试验现场的负责人。

8 什么是申办者?

申办者(Sponsor),指负责临床试验的发起、管理和提供临床试验经费的个人、组织或者机构。

什么是合同研究组织?

合同研究组织(Contract Research Organization, CRO)是通过合同形式为制药企业、医疗机构、中小医药医疗器械研发企业,甚至各种政府基金等机构在基础医学和临床医学研发过程中提供专业化服务的一种学术性或商业性的科学机构。按照工作的性质,大致分为临床前研究 CRO(Pre-clinical Study CRO)和临床研究 CRO(Clinical Study CRO)。临床研究 CRO 以接受委托临床试验为主。

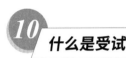

什么是受试者?

受试者(Subject),指参加一项临床试验,并作为试验用药品的接受者,包括患者、健康受试者。

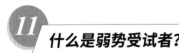

什么是弱势受试者?

弱势受试者(Vulnerable Subject),指维护自身意愿和权利的能力不足或者丧失的受试者,其自愿参加临床试验的意愿,有可能被试验的预期获益或者拒绝参加可能被报复而受到不正当影响。包括:研究者的学生和下级、申办者的员工、军人、犯人、无药可救疾病的患者、处于危急状况的患者、入住福利院的人、流浪者、未成年人和无能力知情同意的人等。

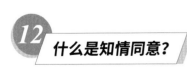

什么是知情同意?

知情同意(Informed Consent),指受试者被告知可影响其做出参加临床试验决定的各方面情况后,确认同意自愿参加临床试验的过程。该过程应当以书面的、签署姓名和

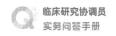
日期的知情同意书（Informed Consent Form, ICF）作为文件证明。

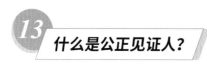

13 什么是公正见证人？

公正见证人（Impartial Witness），指与临床试验无关，不受临床试验相关人员不公正影响的个人，在受试者或者其监护人无阅读能力时，作为公正的见证人，阅读知情同意和其他书面资料，并见证知情同意。

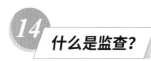

14 什么是监查？

监查（Monitoring），指监督临床试验的进展，并保证临床试验按照试验方案、标准操作规程和相关法律法规要求实施、记录和报告的行动。

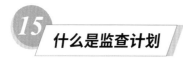

15 什么是监查计划

监查计划（Monitoring Plan），指描述监查策略、方法、职责和要求的文件。

16 什么是监查报告

监查报告（Monitoring Report），指监查员根据申办者的标准操作规程规定，在每次进行现场访视或者其他临床试验相关的沟通后，向申办者提交的书面报告。

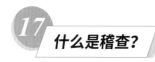

17 什么是稽查？

稽查（Audit），指对临床试验相关活动和文件进行系统的、独立的检查，以评估确定临床试验相关活动的实施、试验数据的记录、分析和报告是否符合试验方案、标准操作规程和相关法律法规的要求。

18 什么是稽查轨迹？

稽查轨迹（Audit Trail），指能够追溯还原事件发生过程的记录。

19 什么是稽查报告？

稽查报告（Audit Report），指由申办者委派的稽查员撰写的，关于稽查结果的书面评估报告。

20 什么是检查？

检查（Check），指药品监督管理部门对临床试验的有关文件、设施、记录和其他方面进行审核检查的行为，检查可以在试验现场、申办者或者合同研究组织所在地，以及药品监督管理部门认为必要的其他场所进行。

21 什么是直接查阅？

直接查阅（Direct Check），指对评估药物临床试验重要的记录和报告直接进行检查、分析、核实或者复制等。直接查阅的任何一方应当按照相关法律法规，采取合理的措施保护受试者隐私以及避免泄露申办者的权属信息和其他需要保密的信息。

22 什么是试验方案？

试验方案（Protocol），指说明临床试验目的、设计、方法学、统计学考虑和组织实施的文件。试验方案通常还应当包括临床试验的背景和理论基础，该内容也可以在其他参考文件中给出。试验方案包括方案及其修订版。

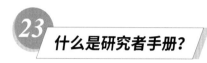

23 什么是研究者手册？

研究者手册（Investigator's brochure），指与开展临床试验相关的试验用药品的临床和非临床研究资料汇编。

24 什么是病例报告表？

病例报告表（Case Report Form, CRF），指按照试验方案要求设计，向申办者报告的记录受试者相关信息的纸质或者电子文件。

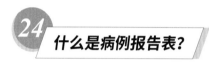

25 什么是标准操作规程

标准操作规程（Standard Operating Procedure, SOP），指为保证某项特定操作的一致性而制定的详细的书面要求。

26 什么是试验用药品？

试验用药品（Investigational Drug），指用于临床试验的试验药物、对照药品。

27 什么是对照药品？

对照药品（Control Drug），指临床试验中用于与试验药物参比对照的其他研究药物、已上市药品或者安慰剂。

28 什么是不良事件?

不良事件(Adverse Event, AE),指受试者接受试验用药品后出现的所有不良医学事件,可以表现为症状体征、疾病或者实验室检查异常,但不一定与试验用药品有因果关系。

29 什么是严重不良事件?

严重不良事件(Serious Adverse Event, SAE),指受试者接受试验用药品后出现死亡、危及生命、永久或者严重的残疾或者功能丧失、受试者需要住院治疗或者延长住院时间,以及先天性异常或者出生缺陷等不良医学事件。

30 什么是药物不良反应?

药物不良反应(Adverse Drug Reaction, ADR),指临床试验中发生的任何与试验用药品可能有关的对人体有害或者非期望的反应。试验用药品与不良事件之间的因果关系至少有一个合理的可能性,即不能排除相关性。

31 什么是可疑且非预期严重不良反应?

可疑且非预期严重不良反应(Suspicious and Unexpected Serious Adverse Reactions, SUSAR),指临床表现的性质和严重程度超出了试验药物研究者手册、已上市药品的说明书或者产品特性摘要等已有资料信息的可疑并且非预期的严重不良反应。

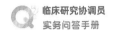
32 什么是受试者鉴认代码?

受试者鉴认代码(Subject Identification Code, SIC),指临床试验中分配给受试者以辨识其身份的唯一代码。研究者在报告受试者出现的不良事件和其他与试验有关的数据时,用该代码代替受试者姓名以保护其隐私。

33 什么是源文件?

源文件(Source Documents),指临床试验中产生的原始记录、文件和数据,如医院病历、医学图像、实验室记录、备忘录、受试者日记或者评估表、发药记录、仪器自动记录的数据、缩微胶片、照相底片、磁介质、X 光片、受试者文件,以及药房、实验室和医技部门保存的临床试验相关的文件和记录,包括核证副本等。源文件包括源数据,可以通过纸质或者电子等形式的载体存在。

34 什么是源数据?

源数据(Source Data),指临床试验中的原始记录或者核证副本上记载的所有信息,包括临床发现、观测结果以及用于重建和评价临床试验所需要的其他相关活动记录。

35 什么是必备文件?

必备文件(Necessary Documents),指能够单独或者汇集后用于评价临床试验的实施过程和试验数据质量的文件。

36 什么是核证副本?

核证副本(Certified Copy),指经过审核验证,确认与原件的内容和结构等均相同的复制件,该复制件是经审核人签署姓名和日期,或者是由已验证过的系统直接生成,可以通过纸质或者电子等形式的载体存在。

37 什么是质量保证?

质量保证(Quality Assurance, QA),指在临床试验中建立的有计划的系统性措施,以保证临床试验的实施和数据的生成、记录和报告均遵守试验方案和相关法律法规。

38 什么是质量控制?

质量控制(Quality Control, QC),指在临床试验质量保证系统中,为确证临床试验所有相关活动是否符合质量要求而实施的技术和活动。

39 什么是试验现场?

试验现场,指实施临床试验相关活动的场所。

40 什么是设盲?

设盲(Blinding/Masking),指临床试验中使一方或者多方不知道受试者治疗分配的程序。单盲(Single Blinding)一般指受试者不知道,双盲(Double Blinding)一般指受试者、研究者、监查员以及数据分析人员均不知道治疗分配。

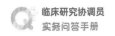
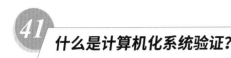

41 **什么是计算机化系统验证？**

计算机化系统验证（Computerized System Validation），指为建立和记录计算机化系统从设计到停止使用，或者转换至其他系统的全生命周期均能够符合特定要求的过程。验证方案应当基于考虑系统的预计用途、系统对受试者保护和临床试验结果可靠性的潜在影响等因素的风险评估而制定。

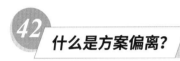

42 **什么是方案偏离？**

方案偏离（Protocol Deviation，PD）是指有意或者无意地未遵循临床试验方案要求的情形。

43 **什么是多中心临床试验？**

多中心临床试验（Multi-Center Trial）由多位研究者按同一试验方案在不同地点和单位同时进行的临床试验。多中心试验由一位主要研究者总负责，并作为临床试验各中心间的协调研究者。

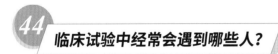

44 **临床试验中经常会遇到哪些人？**

一个规范的临床试验主要由申办者、主要研究者、研究者、临床研究协调员、临床监查员、稽查员、临床试验机构管理人员、伦理委员会委员、资料管理团队、统计学家等相关人员共同参与。

临床研究协调员在临床试验工作中会遇到申办者、主要研究者、研究者、临床监查员、稽查员、临床试验机构管理人员、伦理委员会委员、资料管理团队、统计学家等相关人员。

45 什么是 IVRS ?

IVRS（Interactive Voice Response System），即互动式语音应答系统。许多跨国公司在临床试验中引入此项技术，使研究者仅仅通过按键话机拨打免费电话，即可与试验药品管理中心直接取得联系，完成患者录入、随机、药品分配及药品再供应等操作，试验管理人员以及试验监查员可通过电子邮件或传真获知研究中心患者入组情况。

该系统根据相应试验方案设计，通过对计算机系统的操作，时刻都可获得精确的患者入组人数，以达到准确、及时的药品供应 / 再供应，避免了原先人工估计导致的药品浪费或供应短缺。

该系统操作简便，并有汉语普通话及广东话语音设置，使用者根据语音提示就可完成相应的操作，并在结束后收到系统发来的确认传真。

在临床试验中应用 IVRS，使得烦琐的药品供应工作得以简单化、精确化，它不仅方便了研究者，同时也使得试验药品管理科学化，方便试验管理人员时刻掌握试验进展。

46 什么叫急救药品?

急救药品（Rescue Medication），指的是在某些情况下，有必要在试验中向每位受试者提供额外的标准用药，以备在试验用药疗效不足时用来缓解受试者症状。下面是一个急救药品的例子：在安慰剂导入期，向心绞痛患者提供硝酸甘油（GTN）喷雾剂以备在患者发生心绞痛时用于缓解症状。这时将患者急救用药的情况记录在患者日记中。

47 什么是随机?

在对照试验中如果试验用药品被交替地分配给受试者，研究者很可能会猜到治疗结果并因此导致试验结果的偏差。通过对试验治疗的随机分配（Randomization）可避免研究者预知试验治疗的结果。最简单的制造随机程序的办法就是用计算机产生一个序列随机编码。在大型试验中，偶尔会发生连续几个受试者被分配了相同试验治疗的情况。这时，如果试验提前结束，就会导致每个治疗组患者数目的不均衡。为了避免这种情况的发生，应进行分段（Block）随机，即每个随机段每个治疗组中包括相同的受试者人数（如以6分段随机时，每6个人中一定有3个在治疗组，有3个在对照组）。这样可以确保当试验在任何时间提前终止时，每组受试者接受治疗的人数基本相同（实际上，当试验结束时如果入组了6的倍数个的受试者，两组的人数一定相同）。因此在多中心试验中，为了保证每个中心内和各个中心之间的组间均衡性，每个中心均应被分配至少一个随机段的随机码。

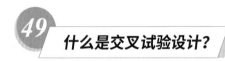

48 什么是平行组设计？

平行组设计（Parallel Group Design），指的是每个受试者仅被分配接受一种试验治疗的试验设计。例如，在包括两个治疗组 A 和 B 的试验中，每个受试者或者接受治疗 A 或者接受治疗 B。

49 什么是交叉试验设计？

交叉试验（Cross-over Study）指的是，在比较两种治疗 A 和 B 的交叉试验中，每个受试者都会随机地被分配先接受 A 或 B 治疗，在规定的一段间隔后，再接受相同治疗期的另一种治疗。虽然这种交叉设计比平行组设计节约了一半数量的受试者，但却存在一些问题。第一，治疗期延长了一倍。第二，这种设计仅能用于一段时间内相对稳定的适应证；在每种治疗开始时受试者的临床状况应基本相同（如果患者 A 和 B 的临床状况存在差异就有问题）。第三，第一阶段的治疗作用有可能影响到第二阶段的治疗，造成了对结果评估的困难。

50 什么是双盲双模拟技术?

双盲双模拟技术(Double Dummy Technique),指的是在双盲试验中,如果两种试验用药品的外观(颜色、形状、大小或剂型)不同,应使用模拟药物,即与两种试验用药品外观相同的安慰剂来保证双盲设计。两药为甲、乙,一组受试者服真甲、假乙,另一组反之。这样,每个受试者会同时服用一个有效试验用药品和一个外观与对照药相同的安慰剂。即每人服用两种试验药物,但其中只有一个为有活性成分的试验药物,另一个为对照治疗的安慰剂。但无论研究者、受试者和数据分析者均对试验治疗保持未知。

51 什么是导入期和清洗期?

导入期和清洗期的概念经常被混淆。导入期是指在开始试验药物治疗前,受试者不服用试验用药品,或者服用安慰剂的一段时间。设计导入期的目的是:

(1)使机体清除可能影响试验结果的既往治疗用药。如果患者在入组前服用了与试验用药品相似的药物,为保证不影响对试验结果的评估,应设计一段时间的导入期使既往用药排出体外。

(2)可用来确定患者的入组资格。一些检查(如为确诊原发性高血压须间隔一定时间多次测量血压,又如检查患者可否按时服药以确保试验开始后良好的依从性)须要一定的时间才能得出结果用以确定患者是否符合入组标准。

(3)给予对患者进行基线检查所须的时间。例如:计数导入期内心绞痛或哮喘的发作次数以便与试验治疗开始后的发作次数相比较。

清洗期(Washout Period)是指在交叉设计的试验中,在第一阶段治疗与第二阶段治疗中间一段不服用试验用药品,或者服用安慰剂的时期。清洗期可使患者在服用第二阶段的试验治疗开始前使机体排除第一阶段服用的试验用药品产生的影响。换言之,导入期是为了清洗试验前可能服用的其他药物,清洗期是为了清洗前后试验阶段间的药物。

(倪韶青 扶琦博)

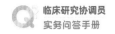

附录2　临床研究协调员三级职责

经过 DIA 中国 SMO 协作组开会讨论，将临床研究协调员职责分为三个级别：认可度（投赞成票）90% 以上的条目，为确定的临床研究协调员工作职责（一级职责）；认可度在 70%～90% 范围之内的条目，为协商后确认的临床研究协调员工作职责（二级职责）；认可度在 70% 以下的条目，即为争议较大的临床研究协调员工作职责，被定义为有条件批准的职责（三级职责），共 86 条。详见附表 2-1～附表 2-3。

附表 2-1　临床研究协调员　一级职责

条目分类	内容
试验用药品的管理	1.协助试验用药品的接收、入库、储存，发放，回收，清点和返还
	2.协助药品相关文件（运输，接收，库存、储存，发放，回收，清点和返还，销毁）的保存和更新
	3.药品储存条件超温时，协助按照申办方/中心的流程操作处理
安全性方面	1.提醒研究者及时审阅安全性试验数据（如实验室检查结果），及时判断实验室报告的任何异常提示
	2.查阅受试者日记卡\问卷等填写完整性并提醒研究者及时审核日记卡，调查问卷等文件中记录的受试者的任何不适
	3.提醒研究者在原始文件中及时，完整和准确地记录不良事件（如严重的，重度、中度、轻度，预期的和非预期的）
	4.提醒研究者将受试者中止/终止试验的原因记录在原始文件中（如中止/终止原因，联系受试者所做的努力）
	5.按照方案的要求，及时预约，协助研究者随访受试者，将更新的不良事件的进展和治疗情况及时汇报给研究者供研究者判断和采取行动
	6.协助研究者向申办方/CRO，伦理委员会，监管当局报告严重不良事件报告
试验管理	1.协助研究者递交伦理审批文件
	2.协助研究者获得伦理委员会的批准
	3.准备中心启动会议，如时间、人员、物资等（协助）

续表

条目分类	内容
试验管理	4. 参加中心启动会，协助中心启动会的开展
	5. 协助研究者招募受试者
	6. 协助研究者（预）筛选潜在的受试者
	7. 根据研究者的时间提前预约受试者的筛选访视
	8. 准备筛选和随访受试者所需的物资
	9. 筛选前，准备好正确版本的知情同意书
	10. 协助研究者获得书面签署的知情同意书
	11. 确保一份书面签署的知情同意书保存在受试者文件夹中
	12. 协助确认研究者和受试者、法定代表人、法定监护人、见证人正确签署知情同意书
	13. 定期跟踪筛选结果，收集筛选相关资料
	14. 协调研究者判断受试者是否符合入选或退出标准
	15. 协助研究者正确随机受试者（如正确使用 IXRS、激活账号、确保系统能正常登录）
	16. 准备入组访视和入组后访视所需物资
	17. 协调受试者入组或随访时所需的其他资源，如床位、研究者和护士的时间等
	18. 协调安排受试者访视
	19. 患者访视流程宣教及下次访视注意事项
	20. 根据方案要求，协助研究者安排受试者访视当天的活动
	21. 协助提醒受试者填写受试者日记卡，在下次访视时查阅受试者是否正确填写日记卡
	22. 受试者任何的不适主诉，合并用药改变等及时告知研究者
	23. 实验室检查报告收集，包括中心实验室检查报告
	24. 根据原始文件，转录数据至 CRF
	25. 根据源文件内容及时修正 CRF 填写的信息
	26. 协调研究中心的监查访视
	27. 协助数据质疑的解答
	28. 协助研究者汇总和记录中心发生的方案违背 / 偏离并提醒研究者解决
	29. 协助研究者解决监查员发现的问题

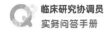

续表

条目分类	内容
试验管理	30. 协调研究中心的稽查访视
	31. 记录和沟通中心稽查访视发现的问题
	32. 协助研究者解决稽查发现的问题
	33. 协助保存并定期更新中心研究者文件夹（ISF）
	34. 协助生物样本的预处理，储存
	35. 预约快递公司，协助生物样本的运输
	36. 管理试验的物资供应（如实验室试剂盒、CRF、ICF 等）
	37. 协助收集病理切片和快递
	38. 协助收集和上传影像检查资料
	39. 协助研究者收集原始文件
	40. 保存并更新受试者的筛选/入组，鉴认代码表等
	41. 协助研究者管理受试者的补偿的费用
	42. 管理本中心试验物资的供应和库存（如方案、ICF、CRF、试剂盒等）
	43. 准备和协助监查员关闭中心监查访视
	44. 协助研究者向伦理委员会递交试验进展报告（年度报告）
	45. 协助研究者向伦理委员会递交试验结束函
	46. 协助研究者向伦理委员会递交临床试验总结报告
	47. 协助研究者准备国家局/省局的现场检查
	48. 协助研究者迎接国家局的现场核查
试验合规性监督及保障	1. 试验过程中遵守电子数据管理的要求（如账号激活或确认、电子签名、电子病历、e-CRF）
	2. 报告潜在的造假和科学不端行为
	3. 协助相关方方便查阅原始文件/数据（如监查员、稽查员、检查员）
	4. 在整个试验的过程中保护受试者的隐私
	5. 保护申办方的文件、信息、数据等在试验过程中不被泄露
	6. 完成派遣函或简历提交、机构面试、上岗登记、授权、项目培训等流程
	7. 协助临床研究协调员（SMO 公司）协议的签署完成

附表 2-2　临床研究协调员二级职责

条目分类	内容
试验方案执行	在试验进行过程中，针对方案中存在的问题提出修改建议
围试验管理	1. 协助完成申办方提供的研究者 / 中心的可行性调查问卷
	2. 安排和协调试验开始前中心访视
	3. 跟进研究者签署临床试验合同
	4. 收集本中心实验室的资质文件（例如：实验室质控证书，实验室正常值范围表）
	5. 确认申办方提供中心实验室的资质文件，如有（例如：中心实验室的资质证书，实验室手册等）
	6. 跟进研究中心各科室之间的协作并了解流程（例如，检验科，影像科，病案室，信息科等）
	7. 生物样本相关文件的保存和更新
	8. 协调分中心小节盖章前的机构质控和盖章
试验现场管理	1. 把重要问题及时汇报药物临床试验机构办公室管理人员
	2. 协助研究人员接受适当的培训
	3. 协助中心研究人员得到适当的授权
	4. 协助在试验过程中研究者人员更换时，得到适当的培训和授权
	5. 协助研究者确保研究中心的设备设施持续符合项目的要求（如设备校准的安排和证书获取）
	6. 协助获得遗传办批件，如适用

附表 2-3　临床研究协调员三级职责

条目分类	内容
研究药物的现场管理	1. 根据方案协助配置试验用药品
	2. 协助本中心试验用药品的销毁
方案讨论及评估	1. 评估方案在本中心的可行性
	2. 参加研究者 会议讨论方案，参与方案的制定
安全性事件处理与上报	1. 协助研究者进行紧急揭盲的操作（如有）
	2. SAE/SUSAR 报告的翻译
科研诚信	调研潜在的造假和科学不端行为

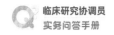

附录 3　初始伦理审查递交文件清单

附表 3-1　临床试验伦理初始审查一般递交文件清单

分类	清单
药物临床试验	1. 临床试验方案（注明版本号 / 日期）
	2. 知情同意文件（注明版本号 / 日期）
	3. 研究者手册（注明版本号 / 日期）
	4. 病例报告表样等其他相关资料
	5. 其他相应的证明性材料
	6. 国家药品监督管理局临床试验批件或备案通知
	7. 中心组长单位批件及其他伦理审查委员会对申请研究项目的重要决定
	8. 现有安全性材料（如有）
	9. GMP 证书或药品生产符合《药品生产质量管理规范》的声明
	10. 试验用药品的检验报告（包括试验药物和对照药品）
	11. 药品生产许可证
	12. 国内已上市的药品，需要提供药品说明书和药品注册证；国外上市国内未上市的对照药物，需要提供药监局"进口药品批件"和"药品通关单"
	13. 申办方营业执照等资质证明文件
	14. 申办方与 CRO 公司委托协议及 CRO 公司营业执照等资质证明文件（如涉及）
	15. 保证所提供材料真实性的声明
	16. 临床研究实施可能需要的相关材料： （1）招募受试者的方式和信息 （2）提供给受试者的其他材料（如有） （3）包含受试者补偿信息的文件 （4）保险证明（如有） （5）涉及生物样本外送，需提供样本运输 SOP、剩余样本如何处理的说明、运输机构及检测机构的资质证明文件以及样本不外流承诺 （6）数据安全监察计划说明（如涉及）

续表

分类	清单
医疗器械临床试验	1. 临床试验方案（注明版本号 / 日期）
	2. 知情同意文件（注明版本号 / 日期）
	3. 研究者手册（注明版本号 / 日期）
	4. 病例报告样表等其他相关资料
	5. 产品注册检验报
	6. 其他需要提供的证明性材料 （1）国家药品监督管理局临床试验批件或备案通知 （2）动物试验报告（如涉及） （3）中心组长单位批件及其他伦理审查委员会对申请研究项目的重要决定（如有） （4）复核通过的注册产品标准或相应的国家、行业标准 （5）自检报告 （6）临床试验机构的设施和条件能够满足试验的综述 （7）试验用医疗器械的研制符合适用的医疗器械质量管理体系相关要求的声明 （8）医疗器械生产企业许可证 （9）国内已上市的对照产品，需要提供产品说明书；国外上市、国内未上市的对照产品，需要提供进口批件和通关证明文件 （10）申办方营业执照等资质证明文件 （11）申办方与 CRO 公司委托协议及 CRO 公司营业执照等资质证明文件（如涉及） （12）保证所提供材料真实性的声明
	7. 临床研究实施可能需要的相关材料 （1）招募受试者和向其宣传的程序性文件（如涉及） （2）保险证明（如有） （3）涉及生物样本外送，需提供样本运输 SOP、剩余样本如何处理的说明、运输机构及检测机构的资质证明文件以及样本不外流承诺； （4）数据安全监察计划说明（如涉及）
体外诊断试剂临床试验	1. 申办者委托书（委托主要研究者、CRO、CRA/CRC）
	2. 申办者 /CRO 资质（营业执照和生产许可证等）
	3. 注册产品标准或相应的国家、行业标准
	4. 试剂质量检查报告（包括对照试剂）
	5. 试验研究方案（注明版本号 / 日期）
	6. 研究者手册（注明版本号 / 日期）
	7. 病例报告表（CRF）（如有，注明版本号 / 日期）

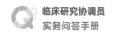

续表

分类	清单
体外诊断试剂临床试验	8. 知情同意书（ICF）（如有，注明版本号 / 日期）或免除知情同意申请书
	9. 研究小组名单及分工、研究人员简历（含 GCP 证书）
	10. 研究协议
	11. 其他（如组长单位的伦理审查情况等）

附录 4　人类遗传资源管理审批递交资料清单及临床试验必备文件

附表 4-1　人类遗传资源管理审批递交资料清单

序号	申请类型	适用情况	递交文件
1	采集审批	适用于在中国境内从事的中国人类遗传资源采集活动，包括重要遗传家系、特定地区人类遗传资源和国务院科学技术行政部门规定种类、数量的人类遗传资源的采集活动的规范和管理。所称人类遗传资源包括人类遗传资源材料和人类遗传资源信息	申请书；法人资格材料；伦理审查批件；知情同意书文本；采集方案；人类遗传资源管理制度；合作协议文本
2	保藏审批	适用于对在中国境内从事人类遗传资源保藏活动、为科学研究提供基础平台的事项规范和管理	申请书；法人资格材料；伦理审查批件；知情同意书文本；保藏方案；保藏管理制度；保藏技术文件
3	国际合作科学研究审批	适用于对利用中国人类遗传资源开展国际合作科学研究的规范和管理	申请书；法人资格材料；伦理审查批件；知情同意书文本；研究方案；国际合作协议文本；涉及人类遗传资源的采集、转运、检测、销毁等协议文本；临床试验批件、通知书或备案公布材料；承诺书
4	出境审批	适用于对利用中国人类遗传资源开展国际合作科学研究，或者因其他特殊情况确需将中国人类遗传资源材料运送、邮寄、携带出境的规范和管理	申请书；法人资格材料；知情同意书；伦理审查批件；中国人类遗传资源国际合作科学研究审批决定书；中国人类遗传资源材料出境审批决定书
5	国际合作临床试验备案	适用于为获得相关药品和医疗器械在我国上市许可，在临床机构利用我国人类遗传资源开展国际合作临床试验、不涉及人类遗传资源材料出境的	备案信息表、法人资格材料、知情同意书文本、伦理审查批件、研究方案、国际合作协议、临床机构与其委托的检测机构签署的合作协议、涉及人类遗传资源的转运等协议文本、临床试验批件、通知书或备案公布材料、承诺书

序号	申请类型	适用情况	递交文件
6	信息对外提供或开放使用备案	适用于将人类遗传资源信息向外国组织、个人及其设立或者实际控制的机构提供或开放使用	备案信息表、法人资格材料、中国人类遗传资源国际合作科学研究审批决定书
7	重要遗传家系和特定地区人类遗传资源申报	适用于重要遗传家系和特定地区人类遗传资源申报	需递交重要遗传家系和特定地区人类遗传资源申报登记表

附表 4-2　临床试验开始前必备文件

序号	必备文件	目的
1	研究者手册	证明申办者已将与试验药物相关的、最新的科研结果和临床试验对人体可能的损害信息提供给了研究者
2	已签字的临床试验方案（含修订版）、病例报告表样本	证明研究者和申办者同意已签字的临床试验方案（含修订版）、病例报告表样本
3	提供给受试者的信息（样本）： ①知情同意书（包括所有适用的译文） ②其他提供给受试者的任何书面资料 ③受试者的招募广告（若使用）	证明知情同意： ①证明受试者获得内容及措辞恰当的书面信息，支持受试者对临床试验有完全知情同意的能力 ②证明招募受试者的方法是合适的和正当的
4	临床试验的财务合同	证明研究者和临床试验机构与申办者之间的有关临床试验的财务规定，并签署合同
5	受试者保险的相关文件（若有）	证明受试者发生与试验相关损害时，可获得补偿
6	参与临床试验各方之间签署的研究合同（或包括经费合同），包括： ①研究者和临床试验机构与申办者签署的合同 ②研究者和临床试验机构与合同研究组织签署的合同 ③申办者与合同研究组织签署的合同	证明签署合同

序号	必备文件	目的
7	伦理委员会对以下各项内容的书面审查、同意文件，具签名、注明日期： ①试验方案及其修订版 ②知情同意书 ③其他提供给受试者的任何书面资料 ④受试者的招募广告（若使用） ⑤对受试者的补偿（若有） ⑥伦理委员会其他审查，同意的文件（如病例报告表样本）	证明临床试验经过伦理委员会的审查、同意。确认文件的版本号和日期
8	伦理委员会的人员组成	证明伦理委员会的人员组成符合《药物临床试验质量管理规范》要求
9	药品监督管理部门对临床试验方案的许可、备案	证明在临床试验开始前，获得了药品监督管理部门的许可、备案
10	研究者签名的履历和其他的资格文件 经授权参与临床试验的医师、护士、药师等研究人员签名的履历和其他资质证明	证明研究者有资质和能力完成该临床试验，和能够对受试者进行医疗监管 证明参与研究人员有资质和能力完成承担该临床试验的相关工作
11	在试验方案中涉及的医学、实验室、专业技术操作和相关检测的参考值和参考值范围	证明各项检测的参考值和参考值范围及有效期
12	医学、实验室、专业技术操作和相关检测的资质证明（资质认可证书或者资质认证证书或者已建立质量控制体系或者外部质量评价体系或者其他验证体系）	证明完成试验的医学、实验室、专业技术操作和相关检测设施和能力能够满足要求，保证检测结果的可靠性
13	试验用药品及其他试验相关材料的说明（若未在试验方案或研究者手册中说明）	证明试验用药品和其他试验相关材料均给予妥当的贮存、包装、分发和处置
14	试验用药品及其他试验相关材料的运送记录	证明试验用药品及其他试验相关材料的运送日期、批编号和运送方式。可追踪试验用药品批号、运送状况和可进行问责
15	盲法试验的揭盲程序	证明紧急状况时，如何识别已设盲的试验药物信息，并且不会破坏其他受试者的盲态
16	试验启动监查报告	证明所有的研究者及其团队对临床试验的流程进行了评估

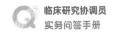
附表4-3　临床试验进行阶段的必备文件

序号	必备文件	目的
1	更新的研究者手册	证明所获得的相关信息被及时反馈给研究者
2	对下列内容的任何更改： ①试验方案及其修订版，病例报告表 ②知情同意书 ③其他提供给受试者的任何书面资料 ④受试者招募广告（若使用）	证明临床试验期间，生效文件的修订信息
3	伦理委员会对以下各项内容的书面审查、同意文件，具签名、注明日期： ①试验方案修改 ②下列文件修订本 a. 知情同意书 b. 其他提供给受试者的任何书面资料 c. 受试者招募广告（若使用） d. 伦理委员会任何其他审查，同意的文件 e. 对临床试验的跟踪审查（必要时）	①证明临床试验修改和（或）修订的文件经过伦理委员会的审查、同意 ②确认文件的版本号和日期
4	药品监督管理部门对试验方案修改及其他文件的许可、备案	证明符合药品监督管理部门的要求
5	研究者更新的履历和其他的资格文件经授权参与临床试验的医师、护士、药师等研究人员更新的履历和其他资质证明	①证明研究者有资质和能力完成该临床试验，和能够对受试者进行医疗监管 ②证明参与研究人员有资质和能力完成承担该临床试验的相关工作
6	更新的医学、实验室、专业技术操作和相关检测的参考值和参考值范围	证明各项修订的检测的参考值和参考值范围及有效期
7	更新的医学、实验室、专业技术操作和相关检测的资质证明（资质认可证书或者资质认证证书或者已建立质量控制体系或者外部质量评价体系或者其他验证体系）	证明完成试验的医学、实验室、专业技术操作和相关检测设施和能力能够满足要求，保证检测结果的可靠性
8	试验用药品及其他试验相关材料的运送记录	①证明试验用药品及其他试验相关材料的运送日期、批编号和运送方式 ②可追踪试验用药品批号、运送状况和可进行问责
9	现场访视之外的相关通讯、联络记录： ①往来信件 ②会议记录 ③电话记录	证明有关临床试验的管理、方案违背、试验实施、不良事件的报告等方面的共识或者重要问题的讨论

序号	必备文件	目的
10	签署的知情同意书	证明每个受试者的知情同意是在参加临床试验前，按照《药物临床试验质量管理规范》和试验方案的要求获得的
11	原始医疗文件	证明临床试验中采集受试者数据的真实性和完整性。包括受试者与试验相关的所有源文件、医疗记录和病史
12	已签署研究者姓名、记录日期和填写完整的病例报告表	证明研究者或者研究团队的人员已确认病例报告表中填写的数值
13	病例报告表修改记录	证明所有的 CRF 在首次填写记录后，进行的任何修改记录
14	研究者向申办者报告的严重不良事件	研究者致申办者严重不良事件的报告，及其他相关问题的报告
15	申办者或者研究者向药品监督管理部门、伦理委员会提交的可疑且非预期严重不良反应及其他安全性资料	申办者或者研究者向药品监督管理部门、伦理委员会提交的可疑且非预期严重不良反应及其他安全性资料
16	申办者向研究者通报的安全性资料	申办者向研究者通报的安全性资料
17	向伦理委员会和药品监督管理部门提交的阶段性报告	研究者向伦理委员会提交的进展报告；申办者向药品监督管理部门提交的进展报告
18	受试者筛选表	证明进入试验前筛选程序的受试者身份
19	受试者鉴认代码表	研究者和临床试验机构要保存所有入选试验的受试者的名单及其对应的鉴认代码表，以备研究者和临床试验机构对受试者的识别
20	受试者入选表	证明临床试验的受试者是按照时间先后顺序依次入组
21	试验用药品在临床试验机构的登记表	证明试验用药品是按照方案使用的
22	研究者职责分工及签名页	证明所有参加临床试验研究人员被授权的职责和签名样张，包括填写或修正病例报告表人员的签名
23	体液 / 组织样本的留存记录（若有）	证明重复分析时，留存样本的存放位置和标识

附表 4-4　临床试验完成后的必备文件

序号	必备文件	目的
1	试验用药品在临床试验机构的登记表	证明试验用药品按照试验方案要求使用 证明在临床试验机构所接收的试验用药品的最终计数，包括发放给受试者的计数，从受试者回收的计数，和返还给申办者的计数
2	试验用药品销毁证明	证明未被使用的试验用药品，由申办者销毁，或临床试验机构销毁
3	受试者鉴认代码表	记录所有入组受试者信息的编码表，以便后续随访时使用。编码表应当保密并存放至约定时间
4	研究者向伦理委员会提交的试验完成文件	证明试验的完成
5	临床试验总结报告	证明临床试验的结果和解释

附录 5　高警示药品

附表 5-1　高警示药品——药品种类

编号	名称	编号	名称
1	茶碱类药物，静脉注射	12	强心药，静脉注射（如米力农）
2	肠外营养制剂	13	神经肌肉阻断剂（如琥珀酰胆碱、罗库溴铵、维库溴铵）
3	化疗药，非肠道和口服	14	肾上腺素受体激动药，注射剂（含肾上腺素，皮下注射）
4	抗心律失常药，静脉注射（如胺碘酮、利多卡因）	15	肾上腺素受体拮抗药，静脉注射（如乌拉地尔）
5	抗血栓药（包括溶栓药、抗凝药、血小板糖蛋白Ⅱb/Ⅲa抑制剂和降纤药）	16	生殖毒性药品（如阿维A胶囊、异维A酸片等）
6	降糖药，口服	17	胰岛素，皮下或静脉注射
7	氯化钠注射液，浓度＞0.9%	18	硬膜外或鞘内注射药
8	麻醉性镇痛药/阿片类药物，注射，经皮及口服（包括液体浓缩物、速释和缓释制剂）	19	造影剂，静脉注射
9	麻醉药，吸入或静脉（如丙泊酚、氯胺酮）	20	脂质体药物（如两性霉素B脂质体）和传统的同类药物（如两性霉素B去氧胆酸盐）
10	灭菌注射用水，100ml或更大体积，供注射、吸入或冲洗用	21	中度镇静药，静脉注射（如咪达唑仑）
11	葡萄糖注射液，浓度≥20%	22	中度镇静药，小儿口服用（如水合氯醛）

附表 5-2　高警示药品——单个药品

编号	名称	编号	名称
1	阿片酊	7	氯化钾注射液，高浓度
2	阿托品注射液，规格≥5mg/支	8	凝血酶冻干粉
3	高锰酸钾外用制剂	9	三氧化二砷，注射用
4	加压素，静脉注射或骨髓腔内注射	10	缩宫素，静脉注射
5	甲氨蝶呤，口服，非肿瘤用途	11	硝普钠，注射用
6	硫酸镁注射液	12	异丙嗪，静脉注射

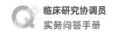

附录 6　药品注册核查要点与判定原则
（药物临床试验）（试行）

为保证药品注册核查质量，统一核查范围和判定标准，根据《中华人民共和国药品管理法》《药品注册管理办法》和《药物临床试验质量管理规范》等法律法规及相关指导原则，特制定《药品注册核查要点与判定原则（药物临床试验）（试行）》。

一、目的

药品注册现场核查（药物临床试验）的目的主要是通过对注册申报资料与临床试验的原始记录和文件的核对和 / 或实地确证，评价试验实施、数据记录和结果报告是否符合试验方案和药物临床试验相关法规，核实相关申报资料的真实性、一致性，同时关注受试者保护。

二、范围

（一）适用于由国家药品监督管理局药品审评中心启动、由国家药品监督管理局食品药品审核查验中心组织实施的药品注册研制现场核查中的药物临床试验现场核查。被核查机构基于注册需要和风险原则确定。药品审评中心发起的Ⅳ期等药物临床试验现场核查参考本核查要点执行。

（二）药物临床试验现场核查，是对注册申报资料中的临床试验情况进行实地检查、核实。主要对研究者履行职责情况，包括受试者保护、执行试验方案、数据记录和结果报告等方面进行核查。基于注册需要和风险原则，可仅对部分核查要点内容进行核查。必要时，可对申办者、合同研究组织或试验用药品制备条件及情况等进行现场核查，对试验用药品进行抽查检验。

三、临床试验部分现场核查要点

（一）临床试验许可与条件

1. 开展临床试验，应当获得药品监督管理部门许可，生物等效性试验应按照要求完成备案。

2. 具有药物临床试验伦理委员会批件。

3. 药物临床试验在具备相应条件并按规定备案的药物临床试验机构（以下简称"临床试验机构"）开展。其中，疫苗临床试验由符合国家药品监督管理局和国家卫生健康委员会规定条件的三级医疗机构或者省级以上疾病预防控制机构实施或者组织实施。

4. 临床试验实际开展场地与申报资料中试验地址一致，具备临床试验所需设施设备，检定、校准和日常维护符合要求，医疗急救设施保证有效运转。

5. 临床试验机构及专业制定与工作相适应的管理文件，并遵照执行。管理文件符合法规及指导原则等的要求，能够覆盖临床试验的全过程。

6. 临床试验各环节参与人员具有能够承担临床试验工作相应的教育、培训和经验，并得到主要研究者的授权。

7. 研究者、临床试验机构与申办者在试验开始前签署临床试验合同，对相关的权利与义务进行约定。

8. 申办者/合同研究组织（CRO）按照药物临床试验质量管理规范（GCP）、临床试验方案及合同履行了相应职责，并保存相关文件和记录。

9. 医疗机构临床实验室保证检验检测系统的完整性和有效性，对需要校准的检验仪器、对临床检验结果有影响的辅助设备及临床试验需要的其他设备等进行定期校准。

10. 医疗机构临床实验室参加经国家卫生健康部门认定的室间质量评价机构组织的临床检验室间质量评价并取得通过证书。

（二）伦理审查

1. 项目审查的伦理委员会到会人员数量和背景符合法规及SOP要求。

2. 按照相关法规及SOP规定开展伦理审查，留有书面记录，并注明会议时间及讨论内容，伦理委员表决票及审查结论保存完整且与伦理审查批件一致。

3. 伦理委员会关注受试者的损害是否得到及时的医学处理，监督申办者、研究者及时兑现给予受试者的补偿或赔偿。

4. 试验方案设计符合我国GCP要求，试验用相关日记卡、问卷等的设计应能满足临床试验数据的收集和可溯源性要求。

（三）临床试验实施过程

1. 知情同意书的签署

（1）知情同意书的内容符合 GCP 要求。

（2）筛选的受试者均签署知情同意书。

（3）知情同意书中受试者和／或监护人（如需要）、研究者、公平见证人（如需要）的签字和签署时间、签署版本等符合 GCP 要求。

（4）知情同意书签署时间不得早于伦理批准时间，筛选时间不得早于知情同意书签署时间。

（5）向受试者或其监护人解释试验内容并获得知情同意的研究者或指定研究人员为经过授权的研究人员，且具备在本院的执业资质。

2. 受试者筛选入组及方案执行

（1）有源数据支持以证实所有受试者确实参与了临床试验。

（2）受试者筛选应遵守临床试验方案规定的入选／排除标准，入组受试者应保留足够的支持性证据。

（3）研究者遵守临床试验方案规定的随机化程序。

（4）盲法试验（如涉及）按照试验方案的要求设盲、保持盲态和实施揭盲；意外破盲或因 SAE（严重不良事件）等需紧急揭盲时，研究者应按照紧急揭盲规程操作并书面说明原因。

（5）研究者按照临床试验方案规定的试验流程和评估方法实施试验（如访视、给药、采血、安全性检查和疗效评估等），采取措施保证关键步骤实施的准确性，并保存相关记录，如偏离试验方案应予以记录和解释，合并用药或合并治疗与禁用药物的记录符合方案规定的要求。

3. 安全性信息处理与报告

（1）对受试者的相关医学判断和临床决策由本机构具有执业资格的医学专业人员执行并记录。

（2）研究者应完整记录 AE（不良事件）、SAE，与药物相关性判断标准符合试验方案规定和医疗常规。

（3）研究者确保发生 AE、SAE 的受试者得到及时合理的观察与治疗。

（4）除试验方案或者其他文件中规定不需立即报告的 SAE 外，研究者立即向申办者书面报告所有 SAE，随后及时提供详尽、书面的随访报告。

（5）涉及死亡事件的报告，研究者向申办者和伦理委员会提供其他所需要的资料，如尸检报告或最终医学报告。

（6）药物临床试验期间发生的可疑且非预期严重不良反应、研发期间安全性更新报告，申办者根据《药物临床试验期间安全性数据快速报告的标准和程序》中按有关程序和规范要求向药品审评部门、伦理委员会等进行报告。

4. 临床试验数据记录和报告

（1）临床试验源文件的管理符合医疗管理要求，源数据应满足临床试验数据质量通用标准（ALCOA+）。

（2）日常诊疗已使用电子病历系统的，临床试验应使用电子病历。

（3）以患者为受试者的临床试验，相关医疗记录载入门诊或住院病历。病历中记录受试者知情同意的具体时间和人员。

（4）源数据和病例报告表中的数据修改留痕，不掩盖初始数据，保留修改轨迹，注明修改理由，修改者签名并注明日期。

（5）病例报告表的填写和修改符合申办者提供的指南，病例报告表及其他报告中的数据准确、完整，清晰、及时，与源文件一致。

（6）病例报告表、总结报告（或数据库）中记录的 AE 相关数据与源数据一致，无漏记、误判和误记。

（7）病例报告表、总结报告（或数据库）中的 SAE 相关数据记录和报告情况与源数据一致，无漏记、误判和误记。

（8）申报资料的总结报告中筛选、入选和完成临床试验的例数与实际例数一致。

（9）受试者筛选失败、脱落、中止、退出和剔除按照临床试验方案的要求执行，记录实际情况并保存原始记录，证据链完整，与总结报告一致。

（10）源数据、病例报告表、数据库及申报资料之间数据一致。

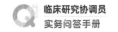
5. 临床试验数据溯源

（1）病例报告表中入组、知情同意、病史或伴随疾病、访视、给药记录、病情记录等信息与试验源数据和／或 HIS 系统一致。

（2）总结报告中记录的合并用药和合并治疗等可在 HIS 系统、医疗记录中或受试者日记卡中溯源。

（3）病例报告表中的来自临床试验机构检验科、影像科、心电图室、内镜室等的医学检查数据可在该机构的 LIS、PACS 等信息系统或仪器设备中溯源。

（4）经研究者评估得出的疗效和安全性数据溯源至评估人、评估时间、原始评估结果及其修改过程。

（5）以受试者自评结果作为疗效和安全性数据结果的溯源至有受试者署名确认的原始评估记录（如受试者日记卡、受试者自评报告等）。

（6）申报资料中的受试者编号、给药周期、给药顺序、制剂种类等信息与源数据之间一致。

（四）试验用药品管理

1. 具有试验用药品的来源证明、检验报告和在符合 GMP 条件下生产的证明文件。

2. 研究者和临床试验机构指派有资格的药师或其他人员管理试验用药品。

3. 试验用药品的接收、贮存、分发、使用、回收、退还及未使用药品的处置（如授权销毁）等环节留有记录。

4. 试验用药品运输和储存过程中的条件符合方案要求。

5. 试验用药品的使用数量、剩余数量和其他情况（如丢失、授权销毁等）与申办者提供的数量一致。

6. 药品管理各项记录中的试验用药品批号与药检报告、总结报告等资料一致。

7. 研究者对生物等效性试验的临床试验用药品进行随机抽取，并按要求留样。

8. 临床试验用药品管理各环节的异常情况及时评估、处理、记录。

（五）生物样品管理

1. 生物样品采集、处理、储存、转运等各环节的管理遵守相应的规定并保存记录。

2. 生物样品的采集、处理、储存和转运的条件符合临床试验方案的要求。

3. 样本容器的标识易于识别和具有唯一性，且不泄露受试者隐私及制剂种类。

4. 生物样品管理各环节的异常情况及时评估、处理、记录。

（六）中心实验室及独立评估机构

1. 用于医学判断的检验项目和作为疗效和安全性指标的检验项目通过国家级室间质评或经其他方法验证以保证检测结果的可靠性。

2. 中心实验室建立临床检验报告发放制度（包括危急值报告制度），按照相关要求向研究者报告检验结果，保证检验报告的准确、及时和信息完整，保护受试者隐私。

3. 中心实验室建立有实验室质量管理体系。

4. 待测样本接收、处理、检验检测、储存、归还（如适用）、销毁等过程具有完整的记录。

5. 待测样本根据方案和 SOP 要求及时进行检测，复测符合试验方案和实验室相关 SOP。

6. 检验方法经过验证 / 确认并符合方案要求，保存方法学验证 / 确认原始实验记录。

7. 仪器设备使用、维护、校准等记录完整。保存有仪器验证记录、仪器设备使用记录、检查维护记录等。

8. 对临床试验数据进行独立评估的机构（如独立影像学评估中心、终点事件裁定委员会、终点病例判定委员会、数据安全监查委员会等）进行的评估流程、数据记录及修改按照相关指南及其章程、SOP 执行。

9. 对临床试验数据进行独立评估的人员具备相应资质且符合评估机构的相关指南或其章程要求。

10. 独立评估结果可溯源至每位评估人员独立出具的评估报告。

（七）临床试验数据采集与管理

1. 纸质记录（记录本、记录纸）受控管理，表格进行版本控制。记录更改保持原有信息清晰可辨，注明修改人姓名、修改日期和理由。

2. 电子数据采集系统经过系统验证，并保存验证记录。计算机化系统设置用户管理、角色管理和权限管理，不同人员或角色具有唯一登录权限。具有稽查轨迹功能，能够显示修改数据与修改原因的记录。

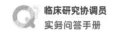
3. 若数据处理过程中发生数据转换，确保转换后的数据与原数据一致和该数据转化过程的可见性。

4. 外部数据确保数据可溯源。

5. 数据库锁定的条件和流程遵守数据库锁定的 SOP。

6. 数据库锁定过程和时间有明确的文档记录，对于盲法临床试验，数据库锁定后才进行揭盲。

（八）委托研究

临床试验涉及的所有由其他部门或单位进行的研究、检测等工作，签有委托协议 / 合同，对委托方和被委托方的责任义务予以明确。委托协议 / 合同反映的委托单位、时间、项目及方案等与申报资料记载一致。被委托机构出具的报告书或图谱等研究结果为加盖其公章的原件。根据审评需要对被委托机构进行现场核查，以确证其研究条件和研究情况。

四、生物样品分析部分现场核查要点

（一）生物样品分析条件与合规性

1. 分析检测单位具备承担生物样品分析项目的条件。

（1）组织机构设置合理，具有组织机构图。实验室人员职责分工明确，具有所从事工作的资质和能力，接受过药物临床试验质量管理规范和其他专业培训，项目负责人具有相应的专业背景和经验。

（2）制定与分析工作相适应的质量体系文件，并遵照执行。质量体系文件的内容符合法律、法规和指导原则等的要求，能覆盖实验室管理及分析项目的主要流程。

（3）质量保证部门能独立履行质量保证职责，配有与其开展工作相适应的人员。质量保证人员具备相应的资格，对每个项目实施稽查，并保存完整的包括稽查内容、发现问题、采取措施、跟踪复查等的记录。

（4）实验室划分不同的功能区域，布局合理，防止交叉污染，具有场地分布图。

（5）配有可满足分析检测要求的取样、称量、配制、检测及数据分析的仪器及软件。仪器量具的量程、精度、分辨率等符合相应技术指标的要求，仪器的型号和编号记录在原始记录中，与申报资料一致。

（6）仪器设备由专人管理，主要仪器有完整的使用、校准、维护和维修等记录。用于检测的仪器至少进行安装确认（IQ）、运行确认（OQ）和性能确认（PQ），并保存相关记录。对检测结果有直接影响的仪器设备定期检定、校准，并保存相关记录。

（7）配备环境温度和湿度监测设备，保存温度和湿度记录。冰箱需配备温度监控和报警系统，并保存冰箱的温度记录和报警后的处理记录。配备完善的供电系统及断电后的应急预案。

（8）配备相应的安全防护、应急和急救设施设备。

（9）具备收集化学试剂和生物废弃物的设施和处理措施。

2. 分析检测单位与申办者或合同研究组织（CRO）签署委托合同，明确试验各方的责任、权力和利益，以及各方应当避免的、可能的利益冲突。

3. 申办者、CRO 按照药物临床试验质量管理规范原则、方案及合同规定承担相应职责，并保存相应文件和记录。

（二）生物样品分析实验的实施

1. 对照标准物质的管理

（1）对照标准物质由专人管理，来源可靠且可追溯，在分析证书（CoA）或同等证明性文件规定的条件下储存和使用。核对运输、接收、储存、领取、称量、使用、归还、销毁等原始记录，信息记录完整。对于不用于定量的对照标准物质，提供能证明其适用性的文件。

（2）存放对照标准物质的区域或设备（冰箱、冷藏室等）受控管理，实际存放条件和位置与原始记录一致。

（3）对照标准物质的状态和原包装标签上的信息与 CoA 或同等证明性文件的规定一致。

2. 试验样品和空白基质的管理

（1）试验样品和空白基质由专人管理。接收试验样品的房间具有足够的空间用于样品接收、清点和登记。核对运输、接收、清点、入库、储存、领取、使用、归还、销毁等原始记录，信息记录完整，有明确的时间及操作人员签名。

（2）试验样品在经验证的方法下采集、运输、储存和检测。

（3）存放试验样品和空白基质的区域或设备（冰箱、冷藏室等）受控管理，实际存

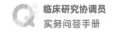
放位置与原始记录一致。

（4）在规定期限内储存试验样品，试验样品标签上的信息完整且清晰可辨，与临床试验方案的规定一致。核对试验样品的留存数量与接收数量、检测数量、试验样品转运数量的一致性。

3.方法学验证的实施

（1）方法学验证项目按照验证计划书的规定考察，检测方法、实验过程和结果记录在原始记录中，与申报资料一致。

（2）有对照标准物质的称量原始记录，储备液和工作液、流动相、稀释液有配制时间和配制过程的原始记录，并与申报资料一致。

（3）校正标样和质控样品有配制、分装、储存、领用、使用、归还等原始记录，稳定性质控样品有配制时间、放置位置、储存条件和稳定时间等原始记录，并与申报资料一致。

（4）生物样品预处理步骤和关键时间点记录完整，与申报资料一致。

（5）所有在仪器中进样的样品均记录在原始记录中，并对方法学验证过程中出现的异常情况进行调查和分析，与申报资料一致。

4.试验样品分析测试的实施

（1）试验样品分析按照分析计划执行，分析批中样品预处理的过程和检测方法与方法学验证一致，血药浓度数据与申报资料一致。

（2）一个分析批中所有样品被处理和提取的顺序与进样顺序一致，过程可溯源。如有分批处理的情况，每个处理批应当包括低、中、高浓度质控样品，并符合事先规定的接受标准。

（3）一个分析批中所有样品有唯一性编号，样品按照顺序连续不间断进样，如中断，在原始记录中记录中断原因，与申报资料一致。

（4）所有在仪器中进样的样品均记录在原始记录中，并对样品分析过程中出现的异常情况进行调查和分析，与申报资料一致。

（5）试验样品分析过程中如有残留，对试验样品浓度的影响进行评估并采取具体措施，与申报资料一致。

（6）对于生物等效性试验，同一受试者的全部样品在同一分析批中检测（特殊情况除外）。

（7）对于生物等效性试验，样品分析和数据传输保持盲态。

（8）试验样品重新分析的理由和报告值的选择符合标准操作规程或分析计划的规定。试验样品的初始值、重分析的原因、重复次数、重分析的结果、最终接受的值以及接受的理由记录，并与申报资料一致。

（9）试验样品再分析（ISR）的样品选取具有代表性，数量符合要求。如果 ISR 符合接受标准，但在多个样品的结果之间显示出较大或系统差异的情况（例如同一受试者的所有样品均失败、同一分析批的所有样品均失败），应该进行调查以明确原因。

5. 色谱积分

（1）色谱使用自动积分，同一个分析批中采用相同的积分参数。如果色谱重积分和手动积分，记录修改理由并保留原始和重积分的图谱和数据，与申报资料一致。

（2）标准曲线和质控色谱如果进行了重积分，核实重积分是否影响该分析批的接受。

（3）抽取工作站中的试验样品、随行标准曲线和 QC 样品以及方法学验证样品的部分电子图谱，与申报资料一致。

（三）记录的管理

1. 记录（纸质和电子）包括但不限于：样品接收和处理记录、样品制备和分析记录、原始图谱、偏差报告、调查报告、标准操作规程、审计追踪，以及与申办者或临床试验机构的通信等，记录的信息真实、准确、完整和可追溯。

（1）纸质记录（记录本、记录纸）受控管理，表格进行版本控制。记录更改保持原有信息清晰可辨，注明修改人姓名、修改日期和理由。

（2）采用电子记录的计算机化系统经过系统验证，并保存验证记录。计算机化系统设置用户管理、角色管理和权限管理，不同人员或角色具有唯一登录权限。

2. 开启并保存计算机化系统的稽查轨迹和仪器日志，实验室应对保存期限进行规定。

3. 记录的保存和备份的物理环境应进行温度和湿度监控，配备防火、防水、防热、防潮、防破坏、防盗窃等设备。对记录的保存和备份的载体接触人员应当限制、记录和监控。

4. 项目结束后记录及时归档，档案由专人管理。对归档、查阅、借阅和归还等情况及时记录。档案室配备防盗、防火、防水、防虫害、防磁等必要设施设备，并进行定期维

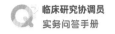
护检查。

五、核查结果判定原则

（一）对研究过程中原始记录和数据进行核实、实地确认，经核查确认发现以下情形之一的，核查认定为"不通过"：

1. 编造或者无合理解释的修改受试者信息以及试验数据、试验记录、试验药物信息。

2. 以参比制剂替代试验制剂、以试验制剂替代参比制剂或者以市场购买药品替代自行研制的试验用药品，以及以其他方式使用虚假试验用药品。

3. 隐瞒试验数据，无合理解释的弃用试验数据，以其他方式违反试验方案选择性使用试验数据。

4. 瞒报可疑且非预期严重不良反应。

5. 瞒报试验方案禁用的合并药物。

6. 故意损毁、隐匿临床试验数据或者数据存储介质。

7. 关键研究活动、数据无法溯源。

8. 申报资料与原始记录不一致且影响结果评价。

9. 其他严重数据可靠性问题。

10. 拒绝、不配合核查，导致无法继续进行现场核查。

11. 法律法规规定的其他不应当通过的情形。

（二）对研究过程中原始记录和数据进行核实、实地确认，未发现问题或发现的问题不构成以上不通过情形的，核查认定为"通过"。其中发现的问题对数据质量和可靠性可能有影响的，需审评重点关注。

附录 7　医疗器械临床试验检查要点及判定原则

一、检查要点（附表 7-1）

附表 7-1　医疗器械临床试验检查要点

序号	现场检查要点	检查内容
1	**临床试验前准备**	
1.1	临床试验机构应具有开展相关医疗器械产品临床试验的资质	检查药物临床试验机构资格证明或医疗器械临床试验机构备案证明
1.2	需要进行临床试验审批的第三类医疗器械应获得批准	检查医疗器械临床试验批件，且批件日期不晚于临床试验开始日期
1.3	临床试验项目按相关规定备案	检查省局出具的《医疗器械临床试验备案表》，备案日期不晚于临床试验开始日期
1.4	临床试验应获得临床试验机构伦理委员会批准	检查伦理审查批件，批准日期不晚于临床试验开始入组日期
1.5	试验用医疗器械研制符合适用的医疗器械质量管理体系相关要求	检查试验用医疗器械的研制符合适用的医疗器械质量管理体系相关要求的声明
1.6	试验用医疗器械有自检报告和具有资质的检验机构出具的一年内的产品注册检验合格报告	检查相应检验报告
1.7	临床试验机构设施和条件与临床试验项目相适应	检查试验方案中涉及的主要仪器设备及设施条件
1.8	临床试验机构具有医学或实验室操作的质控证明（若有）	临床检验室开展临床检验室内质量控制，检查有效的临床检验室间质量评价合格证书
1.9	试验相关仪器和设备应定期维护和校准	检查试验相关仪器和设备维护、校准记录
1.10	研究者应具有执业资格、临床试验的专业特长、资格和能力	检查研究者的执业资格、职称证书、履历等。负责临床试验的研究者应当在该临床试验机构中具有副高以上相关专业技术职称和资质
1.11	研究者经过临床试验方案和试验用医疗器械使用和维护的培训	检查研究者临床试验方案和试验用医疗器械使用和维护的培训记录，培训日期不晚于临床试验开始日期

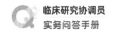
序号	现场检查要点	检查内容
1.12	临床试验签署临床试验协议／合同	检查申办者／代理人与临床试验机构签订的协议／合同，规定了各自职责
1.13	协议／合同内容与试验用医疗器械信息相符	检查协议／合同与临床试验方案，相关信息一致
2	**受试者权益保障**	
2.1	伦理审查	
2.1.1	伦理委员会委员经过培训	检查伦理委员会委员培训记录或培训证书
2.1.2	伦理审查内容符合相关规范、指导原则和SOP要求	检查伦理审查内容应当符合《医疗器械临床试验质量管理规范》（以下简称医疗器械GCP）第17、33条，相关指导原则和医院伦理SOP的要求
2.1.3	伦理审查记录应完整	检查伦理委员会保存的资料的完整性，应当具有审查材料、审查表格、签到表、表决票、会议记录、审查批件等SOP中规定的文件
2.1.4	伦理委员会表决符合相关规范、指导原则和SOP要求	检查伦理审查意见、伦理委员会成员组成、表决记录，应当符合医疗器械GCP第30、32、35条，指导原则和SOP的要求
2.1.5	临床试验方案、知情同意书等文件的修订、请求偏离、恢复已暂停临床试验，应获得伦理委员会的书面批准	检查相关情况的伦理委员会批准文件
2.1.6	伦理委员会对已批准的临床试验进行跟踪监督	检查临床试验的跟踪记录
2.2	知情同意	
2.2.1	知情同意书内容符合相关规范、指导原则和SOP要求	检查知情同意书内容，应当符合医疗器械GCP第22条、指导原则和SOP的要求
2.2.2	临床试验前受试者或者其监护人和研究者均在知情同意书上签署姓名和日期，符合相关规范、指导原则和SOP要求	检查受试者筛选表和签名的知情同意书，人数应当一致，应当由受试者本人或者其监护人／见证人和研究者在参与临床试验前签署
2.2.3	已签署的知情同意书版本与伦理审查通过的版本一致	检查知情同意书版本和内容，签的知情同意书应当与伦理审查通过的版本和内容应一致
2.2.4	知情同意书内容更新，应再次获得临床试验中受影响的受试者或者其监护人知情同意	检查知情同意书更新版本，更新后，试验中受影响的受试者或者其监护人应当重新签署新版本的知情同意书

序号	现场检查要点	检查内容
3	**临床试验方案**	
3.1	临床试验方案有所有中心研究者和申办者确认	检查临床试验方案中研究者的确认情况，临床试验方案应当获得所有中心研究者和申办者签字，加盖临床试验机构公章
3.2	执行的临床试验方案内容与伦理审查的临床试验方案内容一致	检查临床试验方案与伦理委员会保存的临床试验方案，版本和内容应当一致
3.3	多中心临床试验各中心执行的试验方案为同一版本	检查各临床试验中心保存并执行的临床试验方案版本，应当为同一版本
3.4	注册申请提交的临床试验方案内容应与临床试验机构保存的临床试验方案内容一致	检查注册申请提交的临床试验方案和临床试验机构保存的临床试验方案，版本和内容应一致
4	**临床试验过程**	
4.1	临床试验相关人员应获得主要研究者授权和相关培训	检查分工授权表和研究者培训记录、签名
4.2	临床试验相关的医疗决定应由研究者负责	检查人员履历和人员分工表，分工表中人员授权应当合理，原始文件中的医疗决定由研究者签字
4.3	具有病例筛选入选记录	检查病例筛选入选记录，筛选入选记录中受试者筛选失败应当明确记录其原因，研究者可提供受试者鉴认文件
4.4	受试者鉴认文件或筛选入选、体检等原始记录涵盖受试者身份鉴别信息	检查受试者鉴认文件或筛选入选、体检等原始记录，记录包含受试者身份证号、姓名等身份鉴别信息
4.5	研究者应遵守临床试验的随机化程序（如适用）	检查受试者入选号、随机号的分配，应当符合临床试验方案
4.6	受试者体检和实验室等辅助检查项目应与试验方案一致	检查原始病历中的体检和实验室等辅助检查项目，应当与临床试验方案要求一致，偏离方案的检查应当进行记录
4.7	实验室等辅助检查是否在方案规定的时间范围内	检查实验室等辅助检查时间，应当在临床试验方案规定的时间范围内，偏离时间范围的应当进行记录
4.8	受试者入组符合试验方案的入选与排除标准	检查原始病历中的病史、用药史、实验室检查、诊断等，受试者应当符合临床试验方案中的全部入选与排除标准

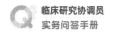
序号	现场检查要点	检查内容
4.9	试验用医疗器械使用有原始记录	检查原始病历、器械使用记录、受试者日记卡，应当记录试验用医疗器械使用情况
4.10	试验用医疗器械产品名称、规格型号、使用方法（如日期、时间、状态等）与临床试验方案和研究者手册、说明书一致	检查原始病历、器械使用记录、受试者日记卡中记录的试验用医疗器械产品名称、规格型号、使用方法（如日期、时间、状态等），应当与临床试验方案和研究者手册、说明书一致
4.11	观察随访点与方案一致，应如实记录未能做到的随访、未进行的试验、未做的检查	检查原始病历中的随访记录，与病例报告表（以下简称CRF）中的数据一致，偏离方案的应当进行记录
4.12	紧急情况下偏离方案，应以书面形式报告	检查紧急情况下偏离方案的情况，应当有记录，并检查提交给申办者、伦理委员会和临床试验机构的医疗器械临床试验管理部门的报告情况
4.13	受试者任何原因退出与失访应记录并详细说明	检查筛选入选表、原始病历、CRF或分中心临床试验小结中受试者完成试验情况，退出与失访应当记录并详细说明
4.14	安全性、有效性评价应符合试验方案要求	检查原始病历中的安全性、有效性评价方法应当按照临床试验方案要求执行，原始数据与CRF一致
4.15	研究者应对显著偏离临床试验方案或者在临床可接受范围以外的数据进行核实	检查检验报告单，研究者对其中的异常值应当进行判定
4.16	合并使用药品、医疗器械情况应按照试验方案记录，不应有违反试验方案要求的合并用药、医疗器械（如适用）	检查原始病历、医院HIS系统，研究者对合并使用药品、医疗器械情况应当进行记录，并与CRF、临床试验统计数据库中数据一致
4.17	不良事件、并发症和器械缺陷应记录	检查原始病历、医院HIS系统，研究者对不良事件、并发症和器械缺陷应当进行记录，并与CRF和临床试验统计数据库中数据一致
4.18	及时治疗和处理严重不良事件/不良事件（SAE/AE），跟踪随访	检查原始病历或严重不良事件/不良事件报告表，严重不良事件/不良事件处理应当及时，并进行跟踪随访
4.19	严重不良事件（SAE）和可能导致严重不良事件的器械缺陷在规定时间内报告给规定部门	检查严重不良事件报告表，记录应当完整，证明研究者在24小时内书面报告相应的伦理委员会以及临床试验机构所在地省、自治区、直辖市药品监督管理部门和卫生计生主管部门。检查器械缺陷报告情况，证明器械缺陷已经临床试验机构医疗器械临床试验管理部门报伦理委员会审查

续表

序号	现场检查要点	检查内容
4.20	暂停或者终止临床试验时，受试者应得到适当治疗和随访	检查原始病历，受试者有适当治疗和随访
4.21	盲法试验按照试验方案的要求进行揭盲（若有）	检查揭盲记录，核实揭盲符合方案规定
4.22	申办方对临床试验实施监查	检查监查员的监查记录，研究者对监查发现的问题应当及时采取改正措施
5	**记录与报告**	
5.1	临床试验记录	
5.1.1	临床试验记录的填写准确、完整、清晰、及时	检查原始病历、CRF，记录应当准确、完整、清晰、及时
5.1.2	对错误、遗漏做出纠正	检查原始病历中的修改记录、数据质疑表及应答记录，对错误、遗漏应当做出纠正
5.1.3	临床试验记录的修改应说明理由，修改者签名并注明日期，保持原始记录清晰可辨	检查原始病历修改记录，修改应当符合要求，并记录修改理由
5.1.4	检验科、影像科、心电室、内镜室等检查检验结果可溯源	检查医院 LIS、PACS 等系统，相关辅助检查数据应当可在系统中溯源
5.1.5	CRF 中的数据与原始病历一致	检查 CRF 和原始病历，数据应当一致
5.1.6	电子临床数据库或者远程电子临床数据系统，应确保临床数据的受控、真实，并有完整的验证文件（如适用）	检查电子临床数据库或者远程电子临床数据系统，应当有培训记录、独立账号、使用权限、数据审核、验证文件，有审计追踪功能
5.2	临床试验报告	
5.2.1	多中心临床试验结束后，各分中心有临床试验小结或临床试验报告	检查各分中心临床试验小结或临床试验报告，应当保存完整
5.2.2	临床试验小结或临床试验报告有研究者签名、注明日期，有临床试验机构审核意见、注明日期并加盖临床试验机构印章	检查临床试验小结或临床试验报告，应当有研究者签名、注明日期，有临床试验机构审核意见、注明日期并加盖临床试验机构印章
5.2.3	用于统计的数据库数据或分中心临床试验小结数据与 CRF 一致	抽查 CRF 临床试验统计与数据库中的数据，数据应当一致
5.2.4	临床试验报告或统计分析报告与用于统计的数据库数据或分中心临床试验小结数据一致	检查临床试验报告或统计分析报告与临床试验统计数据库或分中心临床试验小结数据，数据应当一致

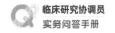

续表

序号	现场检查要点	检查内容
5.2.5	注册申请提交的临床试验报告内容与临床试验机构保存的临床试验报告内容一致	检查注册申请提交的临床试验报告和临床试验机构保存的临床试验报告，版本、内容应当一致
6	**试验用医疗器械管理**	
6.1	保存信息包括名称、型号、规格、接收日期、生产日期、产品批号或者序列号等	检查试验用医疗器械交接单或其他相关记录，应当有名称、型号、规格、接收日期、生产日期、产品批号或者序列号、数量等信息
6.2	与检测报告、临床试验报告中的产品名称、规格型号一致	检查临床实际使用、检测报告、临床试验报告中试验用医疗器械的规格型号，信息应当一致
6.3	运输、接收、储存、分发、回收与处理等记录应完整	检查运输、接收、储存、分发、回收与处理等记录，内容应当完整，数量不一致的记录原因
6.4	运输条件、储存条件、储存时间、有效期等是否符合要求	检查运输、接收、储存记录，运输条件、储存条件、储存时间、有效期等应当符合要求
6.5	所使用的、废弃的或者返还的数量与申办者提供的数量一致	检查接收、使用、废弃、回收记录，数量应当与申办者提供的数据一致
6.6	特殊医疗器械保存和使用情况与总结报告内容一致	检查有特殊场地保存要求的医疗器械（如需放射防护、需低温冷藏等），保存条件和使用情况应当与总结报告内容一致

二、判定原则

根据检查发现的问题，检查结果按以下原则判定。

1. 有以下情形之一的，判定为存在真实性问题。

（1）编造受试者信息、主要试验过程记录、研究数据、检测数据等临床试验数据，影响医疗器械安全性、有效性评价结果的。

（2）临床试验数据，如入选排除标准、主要疗效指标、重要的安全性指标等不能溯源的。

（3）试验用医疗器械不真实，如以对照用医疗器械替代试验用医疗器械、以试验用医疗器械替代对照用医疗器械，以及以其他方式使用虚假试验用医疗器械的。

（4）瞒报与临床试验用医疗器械相关的严重不良事件和可能导致严重不良事件的医疗器械缺陷、使用方案禁用的合并用药或医疗器械的。

（5）注册申请的临床试验报告中数据与临床试验机构保存的临床试验报告中的数据

不一致，影响医疗器械安全性、有效性评价结果的。

（6）注册申请的临床试验统计分析报告中数据与临床试验统计数据库中数据或分中心临床试验小结中数据不一致，影响医疗器械安全性、有效性评价结果的。

（7）其他故意破坏医疗器械临床试验数据真实性的情形。

2. 未发现真实性问题的，但临床试验过程不符合医疗器械临床试验相关规定要求的，判定为存在合规性问题。

3. 未发现上述问题的，判定为符合要求。

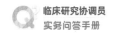
附录8　药物临床试验常用英文词汇

缩写	全称 / 解释	中文
a.c.	Ante Cibum (Before Meals)	餐前
AC	Active Control	阳性对照，活性对照
ADHD	Attention Deficit Hyperactivity Disorder	儿童注意缺陷多动障碍
ADOS	Autism Diagnostic Observation Scale	自闭症诊断观察量表
ADR	Adverse Drug Reaction	药物不良反应
AE	Adverse Event	不良事件
ALB	Albumin	白蛋白
ALCOAC	Accurate, Legible, Contemporaneous, Original, Attributable, And Complete	准确、清晰、同步、原始、可归属性、完整
ALD	Approximate Lethal Dose	近似致死剂量
ALP	Alkaline Phosphatase	碱性磷酸酶
ALT	Alanine Transaminase (Liver Enzyme)	谷丙转氨酶（肝酶）
APTT	Activated Partial Thromboplastin Time	活化部分凝血活酶时间
AST	Aspartate Transaminase (Liver Enzyme)	谷草转氨酶（肝酶）
ATR	Attenuated Total Reflectance	衰减全反射法
AUC	Area Under The Curve	药时曲线下面积
AUCss	Area Under The Curve (Steady State)	稳态药时曲线下面积
b.i.d.	Twice a Day	一天 2 次
BA	Bioavailability	生物利用度
BE	Bioequivalence	生物等效性
BMI	Body Mass Index	身体质量指数
BP	Blood Pressure	血压
BSA	Body Surface Area	体表面积

缩写	全称 / 解释	中文
BSID	Bayley Scales of Infant Development	贝利婴儿发育量表
BUN	Blood Urea Nitrogen (Kidney Function Test)	尿素氮（肾功能测试）
℃	Celsius	摄氏度
CAPA	Corrective and Preventive Action	纠正和预防措施
CARS	Childhood Autism Rating Scale	儿童孤独症评定量表
CATD	Computer-Assisted Trial Design	计算机辅助试验设计
CBCL	Child Behavior Checklist	儿童行为量表
CDE	Center for Drug Evaluation	国家药品监督管理局药品审评中心
CDISC	Clinical Data Interchange Standards Consortium	临床数据交换标准协会
CFDA	China Food and Drug Administration	国家食品药品监督管理总局
CFDI	Center for Food and Drug Inspection	食品药品审核查验中心
CHAT	Checklist for Autism in Toddlers	婴幼儿孤独症筛查量表
CI	Confidence Interval	置信区间
CIOMS	Council for International Organizations of Medical Sciences	国际医学组织理事会
CK	Creatinine Kinase (Muscle Enzyme)	肌酸激酶（肌酶）
CL	Clearance	清除率
C_{max}	Maximum Concentration	峰值浓度
CRA	Clinical Research Associate	临床研究监查员
CRC	Clinical Research Coordinator	临床研究协调员
Cre	Creatinine	肌酐
CRF	Case Report Form / Case Record Form	病例报告表 / 病例记录表
CRN	Clinical Research Nurse	临床研究护士
CRO	Contract Research Organization	合同研究组织
CRT	Combined Raven's Test	联合型瑞文测验
CS	Clinical Significance	有临床意义
CSR	Clinical Study Report	临床研究报告

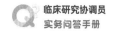
缩写	全称 / 解释	中文
C_{ss}	Steady State Concentration	稳态血药浓度
CTA	Clinical Trial Application	临床试验申请
CTA/CSA	Clinical Trial Agreement/ Clinical Study Agreement	临床试验合同
CTI	Computer Telecom Integration	计算机电信集成
CTMS	Clinical Trial Management System	临床试验管理系统
CTP	Clinical Trial Protocol	临床试验方案
CTX	Clinical Trial Exemption	临床试验免责
CT	Computed Tomography	计算机 X 线断层摄影机
CV	Curriculum Vitae	简历
DCF	Data Clarification Form	数据澄清表
DDST	Denver Development Screening Test	丹佛发育筛查测验
DMC	Data Monitoring Committee	数据监查委员会
DSMB	Data and Safety Monitoring Board	数据安全监测委员会
EC	Ethics Committee	伦理委员会
ECG	Electrocardiogram	心电图
eCRF	Electronic Case Report Form	电子病例报告表
EDC	Electronic Data Capture	电子数据采集
EDP	Electronic Data Processing	电子数据处理
EFPIA	European Federation of Pharmaceutical Industries and Associations	欧洲制药工业联合会
EHR	Electronic Health Record	电子健康档案
EKG	Electrocardiogram	心电图
ELMS	Early Language Milestone Scale	早期语言发展量表
EMR	Electronic Medical Record	电子病历
ePRO	Electronic Patient Reported Outcomes	电子报告结果
EQA	External Quality Assessment	室间质量评价
E-R	Exposure-Response	暴露 - 反应

缩写	全称／解释	中文
eTMF	Electronic Trial Master File	电子试验主文件
EXP Date	Expiration Date	有效期
℉	Fahrenheit	华氏度
FDA	Food and Drug Administration	美国食品药品监督管理局
FEV1	Forced Expiratory Volume in 1 Second	第 1 秒用力呼气量
GCP	Good Clinical Practice	药物临床试验质量管理规范
GDS	Gesell Developmental Scales	盖瑟尔发育量表
GLP	Good Laboratory Practice	实验室质量管理规范
GLU	Glucose	血糖
GMP	Good Manufacturing Practice	药品生产质量管理规范
Hb	Hemoglobin	血红蛋白
HIS	Hospital Information System	医院信息系统
IBR	Institution Review Board	机构审查委员会
IC	Informed Consent	知情同意
ICDRA	International Conference of Drug Regulatory Authorities	国际药物监管机构会议
ICF	Informed Consent Form	知情同意书
ICH	the International Council for Harmonisation of Technical Requirements for Pharmaceuticals for Human Use	人用药品技术要求国际协调理事会
ICH–GCP	International Conference on Harmonization–Good Clinical Practice	临床试验管理规范指导原则
ID	Identity Document	身份证明文件
IDMC	Independent Data Monitoring Committee	独立的数据监查委员会
IEC	Independent Ethics Committee	独立伦理委员会
IFPMA	International Federation of Pharmaceutical Manufactures Associations	国际制药工业协会联合会
I.M.	Intramuscular	肌肉注射
Inj.	Injection	注射（剂）
ISF	Investigator Site File	研究者文件

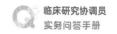
续表

缩写	全称 / 解释	中文
ITT	Intention−to−Treat	意向性分析
I.V.	Intravenous	静脉注射
IVR	Interactive Voice Response	交互式语音应答
IVRS	Interactive Voice Response System	互动式语音应答系统
IWR	Interactive Web Response	交互式网络应答
IWRS	Interactive Web Response System	交互式网络应答系统
LD_{50}	A Dose That Proves Lethal to 50% Of A Given Population	半数致死量
LIS	Laboratory Information System	实验室信息系统
MH	Medical History	病史
MTD	Maximum Tolerated Dose	最大耐受剂量
NCI CTCAE	National Cancer Institute Common Terminology Criteria For Adverse Events	美国国立癌症研究所常见不良事件评价标准
NCS	Not Clinically Significance	无临床意义
NDA	New Drug Application	新药申请
NDC	National Drug Code	国家药品验证号
NIH	National Insititute Of Health	美国国立卫生研究院
NMPA	National Medical Products Administration	国家药品监督管理局
NMR	Nuclear Magnetic Resonance	核磁共振谱
NTF	Note to File	研究文件说明
OTC	Over the Counter	柜台药 / 非处方药
p.c.	Post Cibum （After Food）	餐后
p.o.	Per Os (Orally)	口服
p.r.n	Pro Re Nata (As Needed)	必要时
PACS	Picture Archiving And Communication Systems	医学影像信息系统
PBPK	Physiologically Based Pharmacokinetic	基于生理的药动学模型
PD	Protocol Deviation	方案偏离
PD	Pharmacodynamics	药效动力学

缩写	全称 / 解释	中文
PDMS-2	Peabody Developmental Motor Scales 2	皮博迪运动发育量表
PI	Principle Investigator	主要研究者
PK	Pharmacokinetics	药代动力学
popPK	Population Pharmacokinetics	群体药代动力学
PP	Per Protocol	符合方案集
PPVT	Peabody Picture Vocabulary Test	皮博迪图片词汇测验
PR	PR Interval	PR 间期
PT	Prothrombin Time	凝血酶原时间
PV	Pharmacovigilance	药物安全警戒
q.d.	Once Daily	一天 1 次
q.i.d.	Four Times Daily	一天 4 次
q.n.	Every Night	每晚
q.o.d.	Every Other Day	隔天 1 次
QA	Quality Assurance	质量保证
QC	Quality Control	质量控制
RBC	Red Blood Cells	红细胞
RCF	Relative Centrifugal Force	相对离心力
RCT	Randomized Controlled Trial	随机对照试验
RPM	Revolutions Per Minute	每分钟转数
SADR	Serious Adverse Drug Reaction	严重不良反应
SAE	Serious Adverse Event	严重不良事件
SAP	Statistical Analysis Plan	统计分析计划
SD	Source Data	原始数据
SDV	Source Data Verification	原始数据核对
SIC	Subject Identification Code	受试者鉴认代码
SMO	Site Management Organization	现场管理机构
SOP	Standard Operating Procedure	标准操作规程

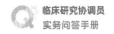
续表

缩写	全称 / 解释	中文
Sub-I/SI	Sub-Investigator	次级研究人员
SubQ	Subcutaneous	皮下注射
SUSAR	Suspicious and Unexpected Serious Adverse Reactions	可疑且非预期严重不良反应
t.i.d.	Three Times Daily	一天 3 次
$T_{1/2}$	Half-Life	消除半衰期
T — BIL	Total Bilirubin	总胆红素
TBV	Total Blood Volume	总血流量
TC	Total Cholesterol	总胆固醇
TG	Triglyceride	三酸甘油脂
T_{max}	the Time Required to Reach Maximum Drug Concentration in the Plasma after Drug Administration	达峰时间
UADR	Unexpected Adverse Drug Reaction	非预期药物不良反应
UAE	Unexpected Adverse Event	非预期不良事件
WBC	White Blood Cells	白细胞
WHO	World Health Organization	世界卫生组织
WPPSI	Wechsler-Preschool and Primary Scale of Intelligence	韦氏学前和小学儿童智能量表
WISC	Wechsler Intelligence Scale For Children	韦克斯勒儿童智力量表
–	Accuracy	准确度
–	Alpha Spending Function	消耗函数
–	Applicable Regulatory Requirement(S)	适用的管理要求
–	Approval (in Relation to Institutional Review Boards)	批准（机构审评委员会）
–	Assistant Investigator	助理研究者
–	Audit	稽查
–	Audit Certificate	稽查证书
–	Audit Report	稽查报告
–	Audit Trail	稽查轨迹
–	Auditor	稽查员

续表

缩写	全称 / 解释	中文
–	Baseline Visit	基线访视
–	Bias	偏性，偏倚
–	Bioequivalence	生物等效应
–	Blank Control	空白对照
–	Blind Codes	编制盲底
–	Blind Review	盲态审核 / 检查
–	Blinding and Procedures for Un-Blinding	设盲和揭盲程序
–	Blinding/Masking	设盲
–	Case History	病历
–	Certified Copy	核证副本
–	Clinical Equivalence	临床等效应
–	Clinical Study	临床研究
–	Clinical Trial Protocol Synopsis	临床试验方案概要
–	Clinical Trial/Study	临床试验 / 研究
–	Co-Investigator	合作研究者
–	Comparator	对照
–	Compliance (in relation to trials)	依从性（关于试验的）
–	Computerized System Validation	计算机化系统验证
–	Concomitant Medication	伴随药物
–	Confidence Level	置信水平
–	Confidentiality	保密性
–	Consistency Test	一致性检验
–	Container Code/Number	药物编号
–	Contract	合同
–	Control Group	对照组
–	Coordinating Committee	协调委员会
–	Coordinating Investigator	协调研究者

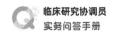
续表

缩写	全称 / 解释	中文
–	CRF Completion Instruction	CRF 完成说明
–	Cross-Over Study	交叉实验
–	Data Analysis/ Statistical Method	数据分析 / 统计方法
–	Data Handling and Record Keeping	数据处理和记录保存
–	Data Management	数据管理
–	Descriptive Statistical Analysis	描述性统计分析
–	Direct Access	直接访问
–	Discontinuation of the Trial by the Sponsor	申办者终止试验
–	Documentation	文件
–	Dose Administration	用药
–	Dose-Reaction Relation	剂量—反应关系
–	Double Blinding	双盲
–	Double Dummy Technique	双盲双模拟技术
–	Drop Out	脱落
–	Drug Accountability	药物清点
–	Drug Combination	合并用药
–	Effectiveness	疗效
–	Efficacy	有效性
–	Emergency Envelope	应急信件
–	End of Treatment (EOT) Visit	治疗结束访视
–	End Point	终点
–	Essential Documents	必需文件
–	Ethics Committee	伦理委员会
–	Exclusion Criteria	排除标准
–	Flow Chart	流程表
–	Follow-Up (FU) Visit	随访访视
–	Generic Drug	通用名药

续表

缩写	全称 / 解释	中文
–	Hypothesis Test	假设检验
–	Impartial Witness	公平的见证人
–	Inclusion Criteria	入选标准
–	Initial Meeting	启动会议
–	Inspection	视察
–	Institution	研究机构
–	Interim Clinical Trial Report	研究中期报告
–	Inventory Form	库存表单
–	Investigational Drug	试验用药品
–	Investigator	研究者
–	Investigator's Brochure	研究者手册
–	Lab	实验室
–	Legally Acceptable Representative	法律上可接受的代表
–	Manufacturer Batch Number	生产批号
–	Marketing Approval/Authorization	上市许可
–	Monitor	监察（员）
–	Monitoring	监察
–	Monitoring Report	监察报告
–	Multi-Center Trial	多中心试验
–	Necessary Documents	必备文件
–	Non-Clinical Study	非临床试验
–	Off-Label	用于说明书标明以外的用途的 / 适应证外
–	Open-Label	非盲
–	Original Medical Record	原始医学记录
–	Parallel Group Design	平行组设计
–	Patient Discontinuation of Trial Participation	患者退出研究

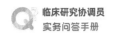
缩写	全称 / 解释	中文
–	Patient File	病人档案
–	Patient History	病历
–	Placebo	安慰剂
–	Placebo Control	安慰剂对照
–	Primary Endpoint	主要终点
–	Product License	产品许可证
–	Protocol	试验方案
–	Protocol Amendment	方案修改
–	Questionnaire	问卷调查
–	Randomization	随机化
–	Randomization Criteria	随机化标准
–	Regulatory Authorities	管理当局
–	Removal of Individual Patient	个例患者退出
–	Removal of Patient from Therapy or Assessment	患者退出治疗或评估
–	Rescue Medication	急救药品
–	Response Evaluation Criteria in Solid Tumor	实体瘤疗效评价标准
–	Run–in Period	导入期
–	Safety	安全性
–	Safety Evaluation	安全性评价
–	Sample Size	样本量
–	Screening Failure	筛选失败
–	Screening Visit	筛选访视
–	Single Blinding	单盲
–	Source Data	源数据
–	Source Documents	源文件
–	Specificity	特异性
–	Sponsor	申办者

缩写	全称 / 解释	中文
–	Standard Curve	标准曲线
–	Statistical Model	统计模型
–	Study Report	研究报告
–	Subject Diary	受试者日记
–	Subject Enrollment	受试者入选
–	Subject Enrollment Log	受试者入选表
–	Subject Identification Code	对象识别编码
–	Subject Randomization Number	受试者随机号
–	Subject Recruitment	受试者招募
–	Subject Screening Log	受试者筛选表
–	Subject Screening Number	受试者筛选号
–	Subject/Trial Subject	对象 / 试验对象
–	System Enrollment	系统注册
–	System Screening	系统筛选
	Treatment Group	试验组
–	Trial Error	试验误差
–	Trial Site	试验单位
–	Unblinding	揭盲 / 破盲
–	Unscheduled Visit	计划外访视
–	Visual Check	肉眼检查
–	Vulnerable Subjects	弱势受试者
–	Washout Period	清洗期
–	Well–Being (Of The Trial Subjects)	健康（试验对象的）

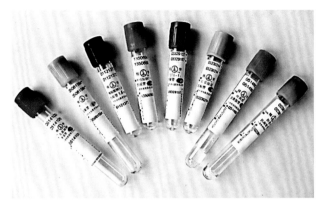

彩插 1　不同颜色的采血管

溶血判定比色卡

相对溶血分级

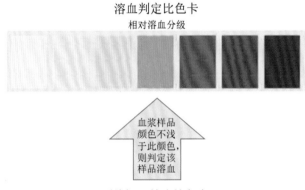

血浆样品颜色不浅于此颜色，则判定该样品溶血

彩插 2　溶血比色卡

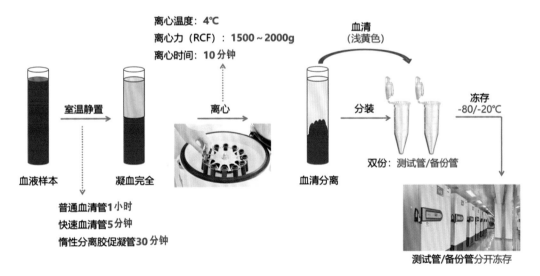

离心温度：4℃
离心力（RCF）：1500～2000g
离心时间：10分钟

血清（浅黄色）

冻存
-80/-20℃

室温静置

离心

分装

血液样本

凝血完全

血清分离

双份：测试管/备份管

普通血清管1小时
快速血清管5分钟
惰性分离胶促凝管30分钟

测试管/备份管分开冻存

彩插 3　血清分离一般流程

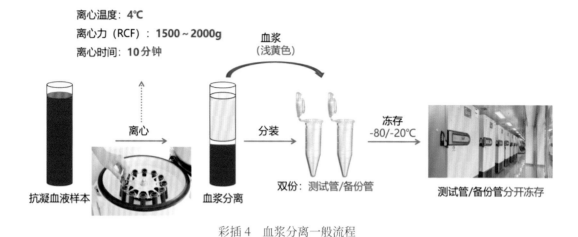

离心温度：4℃
离心力（RCF）：1500～2000g
离心时间：10分钟

血浆
（浅黄色）

离心

分装

冻存
-80/-20℃

抗凝血液样本

血浆分离

双份：测试管/备份管

测试管/备份管分开冻存

彩插4　血浆分离一般流程

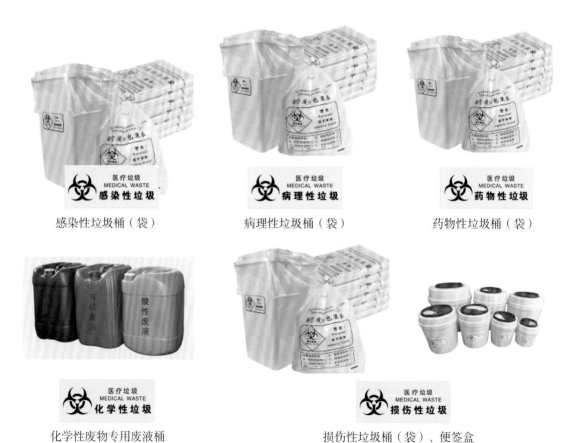

感染性垃圾桶（袋）

病理性垃圾桶（袋）

药物性垃圾桶（袋）

化学性废物专用废液桶

损伤性垃圾桶（袋）、便签盒

彩插5　医疗垃圾桶及相应标签

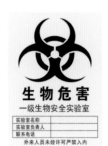
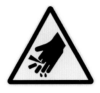

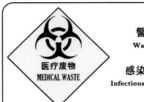

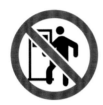
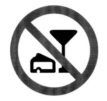
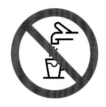
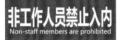
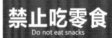
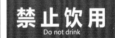

彩插 6　实验室常见警示标识

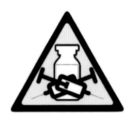

彩插 7　高警示药品标识

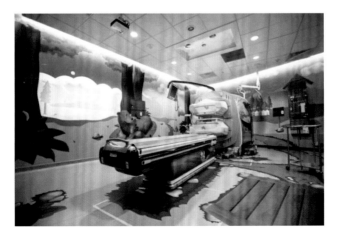

彩插 8　儿童友好环境